Zöliakie bei Kindern

Freude am Essen trotz Glutenunverträglichkeit

Das Kochbuch mit über 100 fantastischen Rezepten für leckere Gerichte, die Kinder lieben!

Dorothea Apfelbach

INHALT

Zöliakie bei Kindern

—

Wie macht sich Zöliakie bei Kindern bemerkbar?

Meistens tritt die Zöliakieerkrankung im Kleinkindalter etwa Mitte bis Ende des 1. Lebensjahres oder zu Beginn des 2. Lebensjahres auf. Die Erkrankung macht sich typischerweise etwa 3-6 Monate nach der Einführung von glutenhaltiger Nahrung wie Grießbrei, Vollkornbrot oder Zwieback bemerkbar.

- *Wachstumsstörungen*

- *Gewichtsstillstand oder -abnahme*

- *dünne Gliedmaßen*

- *Muskelschwäche*

- *Durchfall oder Verstopfung*

- *ein aufgeblähter Bauch*

- *Abgeschlagenheit und Müdigkeit*

Je älter das Kind an Zöliakie erkrankt, desto untypischer sind die Verläufe. Das bedeutet, dass es oftmals zu einer verzögerten Diagnose kommt, weil eine mögliche Zöliakie nicht erkannt wird.

Das kann vor allem in der Pubertät zu Entwicklungsstörungen führen, zu chronischen Darmproblemen und einem ausgeprägten Eisenmangel.

Welchen Rat würden viele Eltern von Kindern geben, die Zöliakie haben?

Viele Eltern sind verunsichert, wenn es um das Krankheitsbild der Zöliakie geht. Wie sollen sie reagieren, wenn sie Symptome bei ihrem Kind bemerken?

- <u>Früher Weg zum Arzt</u>

    Liegt die Vermutung nahe, dass das Kind sich über wiederholte Schmerzen im Bauchbereich beschwert, auffällig aufgebläht ist oder trotz ausgeglichener Ernährung über einen längeren Zeitraum nicht oder kaum wächst, sollte sofort ein Arzt konsultiert werden. Der Kinderarzt entnimmt zunächst eine Blutprobe, um diese auf Antikörper zu untersuchen.

- <u>Keine Eigentherapie</u>

    Ohne eine entsprechende Diagnose sollten Sie ihr Kind auch nicht vorsorglich selbst behandeln. Gerade spezielle glutenfreie Produkte haben oft einen höheren Fett- oder Zuckeranteil und sind deswegen nicht übermäßig gesund.
    Für die Entwicklung des Kindes ist eine ausgewogene Ernährung sehr wichtig. Passen Sie dementsprechend eine glutenfreie Diät nur dann an, wenn auch tatsächlich Zöliakie vorliegt.

- <u>Offener Umgang</u>

Ist die Zöliakiediagnose positiv, sollten Sie von vornherein offen und nüchtern mit diesem Thema umgehen. Es ist wichtig, dass Ihr Kind ein gutes Verhältnis zu dieser Krankheit entwickelt und die neuen Umstände verinnerlicht. Nach einiger Zeit wird es die Ernährungseinschränkungen als selbstverständlich empfinden und ganz normal damit umgehen können. Dem Kind wegen der Krankheit einen Sonderstatus einzuräumen, ist nicht besonders zuträglich, wenn es darum geht den alltäglichen Umgang mit Zöliakie zu lernen.

Wie sicher kann man sich eigentlich sein, dass man Zöliakie hat?

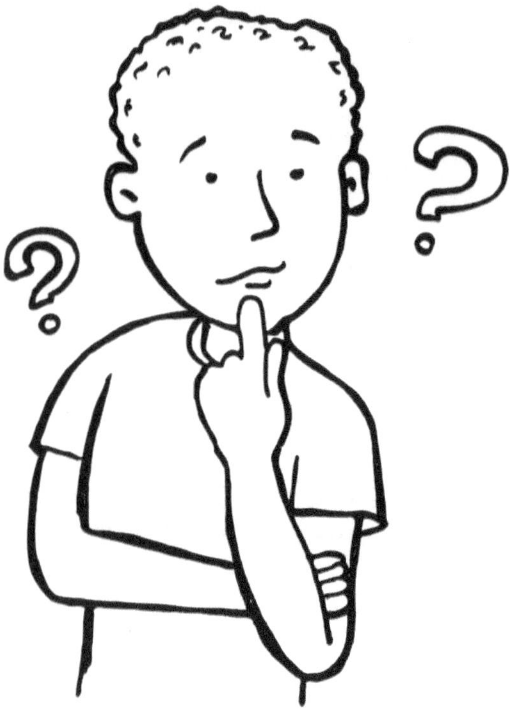

Besteht ein Verdacht auf Zöliakie, ordnet der Arzt zunächst einen Bluttest an. Antikörper im Blut können auf eine Zöliakieerkrankung hinweisen.

Da diese Analyse jedoch nicht bei allen aussagekräftig ist, wird in den meisten Fälle, wenn der Verdacht einer Zöliakie besteht, eine Dünndarmbiopsie durchgeführt. Diese wird meist durch eine Sonde, die durch den Rachen eingeführt wird, vorgenommen. Das kann sowohl unter örtlicher Betäubung als auch unter Narkose geschehen.

Nachdem eine Diagnose gestellt wurde, wird regelmäßig kontrolliert, ob sich die Dünndarmschleimhaut erholt hat und die Antikörper im Blut verschwunden sind.

Mögliche Alltagssituationen und wie Sie diese optimal lösen können

Der Alltag im Kindergarten/in der Schule

Wenn Sie ein schulpflichtiges Kind haben oder es im Kindergarten betreuen lassen, ist es wichtig, die Erzieher und Lehrer ausführlich über die Erkrankung und die Diät Ihres Kindes zu informieren. Sprechen Sie ab, ob es eine glutenfreie Alternative beim Mittagessen gibt und falls nicht, ob ihr Kind mitgebrachtes Essen aufwärmen kann. Lehrer und Erzieher sollten dazu angehalten werden, vor allem bei kleineren Kindern die Diät streng zu überwachen. Auch bei Geburtstagen der Mitschüler oder kleinen Snacks zwischendurch sollte immer abgewägt werden, ob ihr Kind das jeweilige Produkt essen kann. Sie könnten beispielsweise anbieten zu diesen Anlässen selbst zu backen oder Ihrem Kind speziell glutenfreie Snacks und Süßigkeiten mitzugeben.

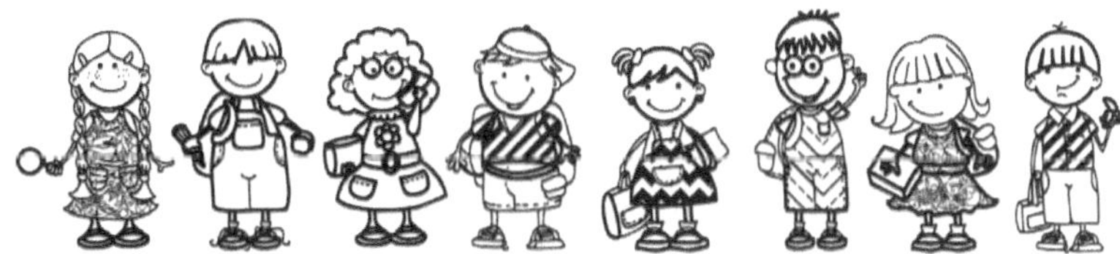

Der Schulausflug

Tipps für Schulausflüge

Möchte Ihr Kind an einem mehrtägigen Ausflug teilnehmen, sollten Sie vorab mit dem Lehrer bzw. der Aufsichtsperson genauere Absprache halten. Informieren Sie sich darüber, ob die Küche im Schullandheim glutenfreie Gerichte zur Verfügung stellt, genauso wie Snacks und Frühstück.

Gehen Sie die einzelnen Ausflüge durch und fragen Sie nach, welche Verpflegung wo geplant ist. Ist die glutenfreie Ernährung nicht gewährleistet, können Sie vorab die einzelnen Ausflugsziele kontaktieren, Ihrem Kind bzw. dem zuständigen Lehrer extra Geld zur Verfügung stellen, um separate Gerichte für Ihr Kind kaufen zu können oder Sie könnten anbieten auch selbst mit zum dem Schulausflug als Aufsichtsperson zu fahren.

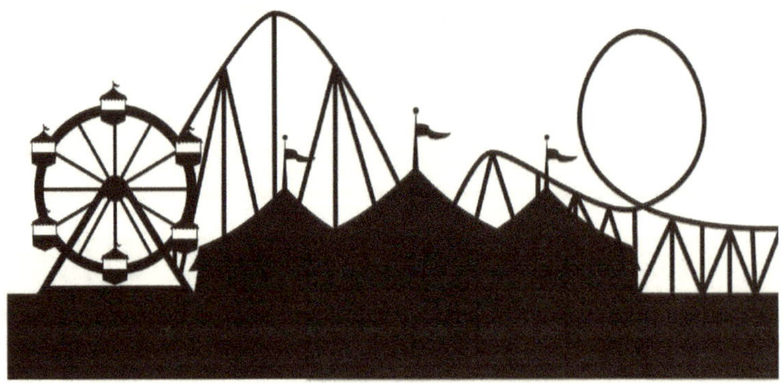

Checkliste für den Schulausflug

1. Welche **Aktivitäten** sind geplant und wie ist die **Verpflegung** organisiert?

2. Wie ist der **Essensplan** in der Herberge?

3. Können die Köche **glutenfreie Kost** garantieren? Und sind diese informiert?

4. Besteht die **Möglichkeit selbst zu kochen**?

5. Müssen **glutenfreie Produkte mitgenommen** werden und wenn ja welche?

Das Ferienlager

Die Fahrt ins Ferienlager stellt sicherlich eine besondere Herausforderung dar. Ist das Ferienlager in der Nähe, ist es empfehlenswert das Camp vorab zu besuchen und abzuklären, ob die Küche eine glutenfreie Versorgung gewährleisten kann. Möglicherweise könnte das Mehrkosten bedeuten.

Ist das Ferienlager allerdings weiter entfernt oder sogar im Ausland, sollten Sie nach einer Kontaktaufnahme abwägen, ob dieses Camp geeignet ist. Allerdings gibt es auch immer mehr Ferienlager, die ganz speziell auf Zöliakieerkrankte ausgerichtet sind. In diesen Camps treffen sich Gleichgesinnte und können sich über die Erkrankung austauschen. Vor allem für Kinder, die noch lernen müssen, mit der Krankheit klarzukommen, ist das eine wunderbare Gelegenheit. Außerdem müssen Sie sich nicht um die Verpflegung sorgen, in diesen Camps ist alles garantiert glutenfrei.

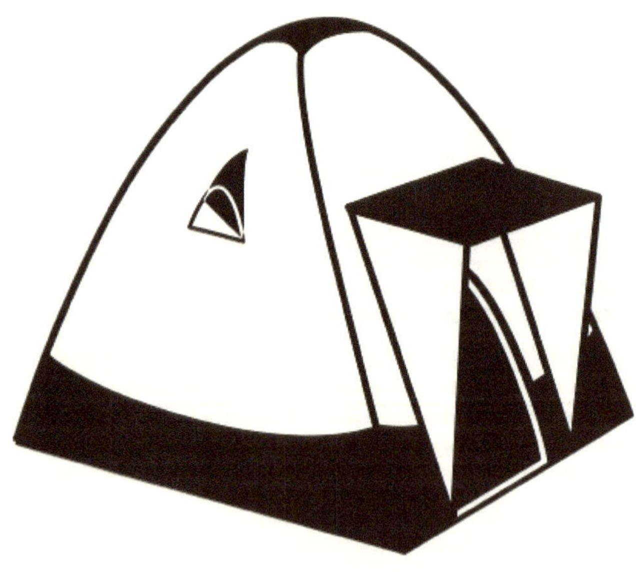

Kindergeburtstage

Kindergeburtstage sind eine große Sorge der meisten Eltern mit an Zöliakie erkrankten Kindern. Um Risiken zu vermeiden, macht es Sinn eine Liste der Geburtstage der Klassenkameraden und Schulfreunde aufzuschreiben. Bringt dann das Geburtstagskind Kuchen oder Kekse mit, können Sie Ihrem Kind separat eine Dose mit glutenfreien Leckereien mitgeben. Es sollte sich dabei um Süßes handeln, das das Kind normalerweise nicht bekommt, damit es auch das Gefühl hat, etwas Besonderes an diesem Tag zu bekommen. genau wie die anderen Kinder.

Handelt es sich um eine Geburtstagsparty bei einem anderen Kind zu Hause, sollten Sie auf jeden Fall die Eltern informieren und fragen, ob auch etwas Glutenfreies zur Verfügung gestellt wird. Sie könnten auch anbieten selbst einen Kuchen oder ein paar Snacks vorzubereiten.

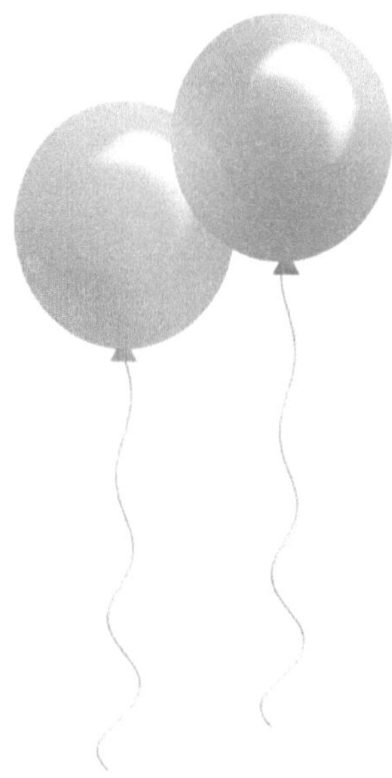

Herausforderungen, die auftreten können, wenn das Kind Zöliakie hat und wie Sie diese einfach meistern

Eine Zöliakieerkrankung stellt sowohl Eltern als auch das betroffene Kind vor alltägliche Herausforderungen. Zum einen wissen viele Eltern nicht, wie sie am besten damit umgehen und ihr Kind von nun an behandeln sollen, zum anderen ist es nicht immer einfach die externe Umwelt für dieses Thema zu sensibilisieren.

Um besser mit den alltäglichen Problemen klarzukommen und vermeintliche Risiken zu vermeiden, sollten die folgenden Tipps den Umgang mit der Erkrankung im Familienleben erleichtern.

Ernährung & andere Produkte

Fertiggerichte

Sicherlich ist schnell eine Liste der Produkte zusammengestellt, die bei einer glutenfreien Diät nicht infrage kommen. Allerdings ist vielen gar nicht bewusst, in wie vielen Produkten Gluten enthalten ist. Vor allem Fertiggerichte, Saucen oder andere Kombinationen aus verschiedenen Lebensmittel enthalten oft Glutenfallen. Prinzipiell sind Fertiggerichte so oder so nicht die beste Alternative, wenn es um gesunde Ernährung geht. Bei Zöliakie ist allerdings von Fertiggerichten in den meisten Fällen sehr abzuraten. Möchten Sie dennoch nicht darauf verzichten, sollten Sie sich vorab informieren, welche Produkte tatsächlich kein Gluten enthalten.

Glutenfreie Produkte

Für viele Weizenprodukte gibt es eine glutenfreie Alternative. Aber Vorsicht! Produkte die eine glutenfreie Version eines glutenhaltigen Produktes sind, sind nicht nur sehr teuer, sondern meistens enthalten sie auch besonders viel Zucker oder Fett. Sie sollten also unbedingt auf das Etikett schauen, um auf eine ausgeglichene Ernährung, aber auch um auf die eigenen Finanzen zu achten.

Hausgemachte Alternativen

Gerade aus den 2 vorher genannten Gründen bietet es sich an frisch zu kochen und alternative Zutaten wie beispielsweise Backpulver selbst anzumischen. Denn die meisten frischen Lebensmittel sind absolut unbedenklich und lassen sich wunderbar in eine ausgewogene Diät integrieren. Wenn Sie gern kochen, werden Sie feststellen, dass mit dem ein oder anderen Kniff Ihr Kind auf nichts verzichten muss. Es gibt viele Foren, Webseiten und Bücher mit glutenfreien und gesunden Rezepten.

Kosmetika & anderes

Beim Essen hört es leider nicht auf. Auch bei anderen Produkten wie Zahnpasten und Kosmetika wie beispielsweise Lippenstift, muss auf die Zusammensetzung geachtet werden. Falls Sie außerdem auch glutenhaltige Lebensmittel in der Küche verwenden, sollten Sie darauf achten, dass z.B. Backformen ordentlich gereinigt werden oder Sie gegebenenfalls eine Backform eigens für glutenfreie Backwaren verwenden.

Erziehung

Sensibilisieren & Ehrlichkeit

Je offener und ehrlicher Sie mit Ihrem Kind umgehen, umso besser kann es lernen mit der Krankheit umzugehen.

Natürlich braucht Ihr Kind Zeit sich an die neuen Umstände zu gewöhnen, vor allem wenn es die Diagnose im pubertären Alter bekommen hat. Allerdings sollten Sie es auf keinen Fall wie ein rohes Ei behandeln. Weiß das Kind um die Krankheit, lernt es von vornherein auf sich selbst aufzupassen und kann auf diese Weise Selbstverantwortung übernehmen.

Sie müssen sich dementsprechend nicht immer Gedanken machen, wenn es bei Freunden isst oder später mal ins Ferienlager fährt, da es gelernt hat auf sich selbst aufzupassen.

Das Wissen um die möglichen Spätfolgen der Erkrankung, wenn die Diät nicht eingehalten wird, hilft Ihrem Kind den Ernst der Lage zu erkennen und auch später die richtigen Entscheidungen treffen zu können. Seien Sie aus diesem Grund so direkt und transparent wie möglich.

Umwelt

Das soziale Umfeld

Zöliakie wird oft von vielen heruntergespielt und als Glutenintoleranz abgetan, die scheinbar gerade Mode ist. Man solle sich nicht so anstellen und es wäre nicht so schlimm, sind häufige Kommentare, die Erkrankte sich oft anhören müssen. Vielen ist nicht klar, wie schwerwiegend Zöliakie sein kann. Bereiten Sie Ihr Kind auf diese Reaktionen vor und machen Sie ihm klar, sich nicht davon beirren zu lassen. Oftmals ist es auch ratsam enge Freunde über die Krankheit aufzuklären, sodass auch diese mit Verantwortung und Verständnis damit umgehen können.

Außerdem gibt es zahlreiche Gruppen und Aktivitäten, in denen sich Gleichgesinnte treffen und über die Erkrankung offen sprechen können. Das ist eine gute Gelegenheit, Ihrem Kind zu zeigen, dass es nicht allein ist und wie es besser mit der Krankheit umgehen kann.

Restaurants & Hotels

Gerade wenn Sie mit Ihren Kindern in den Urlaub fahren möchten oder ins Restaurant gehen, stehen Sie in vielen Fällen vor einem großen Problem. Denn viele Einrichtungen sind nicht auf glutenfreie Kost eingestellt oder sind sich manchmal gar nicht darüber bewusst, dass sich versteckte Glutenfallen in ihren Gerichten befinden. Für Erkrankte wird der Restaurantbesuch dann zum Martyrium, da die meisten Gerichte irgendwie mit Gluten in Berührung gekommen sind. Oftmals kann kaum eine sichere Aussage getroffen werden, ob die angebotenen Gerichte 100% glutenfrei ist oder nicht.

Aber es besteht Hoffnung, denn immer mehr Restaurants und Hotels stellen sich auf die Bedürfnisse Zöliakieerkrankter ein. Auf der Internetseite der DZG (Deutsche Zöliakie Gesellschaft) werden entsprechende Einrichtungen aufgelistet, die absolut unbedenklich sind.

Für den Aufenthalt im Ausland gilt, sich ausführlich über die Essensgewohnheiten vor Ort zu informieren und gegebenenfalls eine Notiz in der Landessprache zur Erklärung des Krankheitsbildes einstecken zu haben.

Zöliakie ist eine Krankheit, die die Betroffenen ein Leben lang begleitet. Auch wenn die Symptome scheinbar verschwinden und keine Antikörper mehr im Blut zu finden sind, ist der Erkrankte nicht geheilt. Wird die Diät nicht eingehalten, kann sich der Gesundheitszustand sehr schnell verschlechtern. Wie stark der Körper auf Gluten reagiert, ist bei jedem anders. Abgesehen von starken Bauchkrämpfen, Abgeschlagenheit oder anderen Symptomen, die sofort auftreten können, kann eine Spätfolge auch beispielsweise Darmkrebs sein. Wird die Diät allerdings ein Leben lang eingehalten, besteht kein gesundheitlicher Nachteil für Zöliakieerkrankte.

Gluten-Superfallen?

Wenn man aufgrund von Zöliakie eine wirklich streng glutenfreie Ernährung befolgen muss, sollte man auf einige Dinge achten, an die man vielleicht nicht direkt denken würde. Zum Beispiel sollte man auch Kleinstmengen von glutenhaltigen Nahrungsmitteln meiden. So ist es zum Beispiel ratsam, einen eigenen Toaster zu haben, in dem nur glutenfreies Brot geröstet wird. Auch sollte man nicht für glutenfreie und glutenhaltige Lebensmittel dieselbe Butter, dasselbe Schneidebrett oder Messer benutzen. Ein weiterer Tipp wäre, die glutenfreien Nahrungsmittel weiter oben in den Regalen aufzubewahren, damit glutenhaltiges Mehl oder Brotkrümel nicht auf die glutenfreien Lebensmittel fallen können. Diese Vorsicht sollte auch walten wenn man auswärts essen geht. Dort sollte man vielleicht die Kellnerin oder den Kellner vorwarnen, dass man glutenfrei essen muss, und man könnte fragen ob die glutenfreien Nahrungsmittel in demselben Öl frittiert werden wie die glutenhaltigen.

Ein weiterer wichtiger Hinweis ist, bei wirklich jedem Lebensmittel sicherzugehen ob es Gluten enthält. Denn Gluten steckt in unglaublich vielen Lebensmittel, in denen man es nicht vermuten würde, da es auch als Emulgator, Stabilisator und Geliermittel fungiert. Deshalb befindet sich Gluten teilweise in Lebensmitteln wie Fruchtjoghurt, scharfen Soßen, Gemüsebrühen, Trockenfrüchten, Wurst und einigen Gewürzen. Daher gilt: Immer nachlesen. Selbst in Hygieneprodukten befindet sich manchmal Gluten, vor allem bei Zahnpasta sollte man nachsehen. Leider sind hier allerdings die Zutaten hinter lateinischen Begriffen versteckt. Man sollte hier also nach folgenden Begriffen Ausschau halten: Triticum Aeastivum, Triticum Vulgare und Triticum Turgidum steht für Weizen. Triticum Spelta bedeutet Dinkel. Hordeum Vulgare bedeutet Gerste. Avena Sativa (oder Avena Strigosa) bedeutet Hafer und Secale Cereale steht für Roggen.

Glutenfreies Backen

Mehlfreie Alternativen

Aufgrund der für das Backen zentralen Eigenschaften von Gluten gestaltet sich glutenfreies Backen etwas umständlicher. Backwaren ohne Gluten gelingen oftmals nicht so luftig und saftig wie mit herkömmlichem Mehl, denn Gluten bindet Kohlendioxid und sorgt so für das Aufgehen des Teiges und verhindert das Zusammenfallen nach dem Backvorgang. Aber mit den richtigen Tipps und Tricks kann man gut auf glutenhaltiges Getreide beim Backen verzichten. Generell muss man sich bewusst machen, dass man, wenn man auf Gluten, das «Klebereiweiss», beim Backen verzichtet, ein anderes Bindemittel benötigt. Und natürlich braucht man glutenfreie Mehle. Das sind zum Beispiel Mais-, Reis-, Buchweizen- Amaranth- oder Quinoa-, Soja- oder Mandelmehl. Einige Mehle davon können aufgrund ihres hohen Stärkeanteils auch als Verdickungsmittel verwendet werden. Aber bei der Auswahl der Mehle sollte man – wie auch beim Backen mit Roggen oder Weizenmehl – auf die gewünschte Teigart achten. Hierzu einige Tipps: Für Rührteig eignen sich die meisten glutenfreien Mehle, vor allem Mandelmehl, Buchweizenmehl, Sojamehl oder auch Sorghum-Mehl. Für Mürbeteig ist zum Beispiel Amaranthmehl, Teffmehl oder Quinoamehl gut geeignet. Mit den allermeisten Mehlen kann man auch Hefeteig anrühren. Sowohl Mehl aus Buchweizen, Amaranth, Quinoa, Hirse, Sorghum oder Soja sorgen für einen guten Hefeteig. Für andere Einsätze wie zum Beispiel für Saucen, als Paniermehl oder als Nudelteig eignen sich gut Teffmehl, sowie die Stärkemehle aus Kartoffeln oder Mais.

Verdickungs- und Bindemittel

Um die klebenden und strukturgebenden Eigenschaften von Gluten in glutenfreien Lebensmittel zu ersetzen, muss man auf alternative Verdickungs- und Bindemittel zurückgreifen. Manche glutenfreien Mehle sind besonders stärkehaltig und eignen sich dadurch sehr gut als Verdickungsmittel, wie zum Beispiel Maisstärke, Reismehl, oder auch Kartoffelmehl. Auch Guarkernmehl hat eine sehr hohes Verdickungspotenzial und sorgt durch das Binden grosser Wassermengen für Volumen und eine starke Struktur. Aber hier sollte man aufpassen: Da Guarkernmehl aus einer Hülsenfrucht gewonnen wird, sollten Menschen, die auf solche empfindlich reagieren lieber auf andere Verdickungsmittel wie zum Beispiel Chiasamen oder Xanthan Gum zurückgreifen. Xanthan Gum ist ebenfalls ein starkes Bindemittel und lässt sich für viele verschiedene Produkte benutzen. Auch hier sollte man testen wie man auf das Bindemittel reagiert, vor allem Menschen die empfindlich auf Mais reagieren sollten auf andere Bindemittel ausweichen.

Tipps zu glutenfreiem Backen

Für eine optimale Allzweck-Mehlmischung sollte man 2 Teile glutenfreie Mehle, einen Teil glutenfreies Stärkemittel und 1 Bindemittel nehmen. Diese Mischung kann man problemfrei für alle möglichen Backvorhaben verwenden. Allerdings empfehlen wir Einsteigern des glutenfreien Backens sich erstmal genau an ausdrücklich glutenfreie Rezepte zu halten, da die genauen Mengenabschätzungen und das von Mehl zu Mehl unterschiedliche Backverhalten ein wenig Erfahrung benötigen. Außerdem kann man nicht einfach Rezepte, in denen glutenhaltige Mehle verwendet werden, durch die gleiche Menge glutenfreien Mehle ersetzen, da das Ergebnis dadurch sehr wahrscheinlich nicht gelingen wird. Aber mit ein wenig Übung hat man bald den Dreh raus und weiß wie und wann man welches glutenfreie Mehl substituieren kann.

Rezeptesammlung

Frühstück

Cremiger Milchreis mit Zimt

Als Variante den Milchreis über Nacht kaltstellen und dann genießen!
Für: 4 Personen
Vor- und Zubereitungszeit: 55 Min.
Schwierigkeitsgrad: normal

Zutaten:

1 Liter Milch

100g weißer Zucker

100g Jasminreis

2 Eier, verrührt

1 Messerspitze Salz

5ml Vanilleextrakt

1/2 TL Zimt

Zubereitung:

1. Köcheln Sie auf kleiner bis mittlere Flamme in einer Pfanne Milch, Zucker und Reis zugedeckt für ca. 45 Minuten, zwischendurch immer mal umrühren.
2. In einer kleinen Schüssel Eier, 50ml Milch, Salz und Vanille vermischen und in die Reismischung hineinrühren (ca. 2 Minuten).
3. Den Milchreis in eine Form füllen und leicht abdecken, so dass der Dampf noch entweichen kann. Wenn etwas abgekühlt mit Zimt betreuen und servieren.

(Nicht nur) Kinder lieben es!

Müsli mit Hasel- und Walnüssen

Getrocknete Früchte wie Rosinen oder Aprikosen passen sehr gut hierzu.
Für: 2 Personen
Vor- und Zubereitungszeit: 5 Min.
Schwierigkeitsgrad: leicht

Zutaten:

125g Müsli (glutenfrei)
1 EL grob gehackte Haselnüsse
1 EL grob gehackte Walnüsse
250ml Milch
1 Banane
1 EL Honig
75ml frisch gepresster Orangensaft

Zubereitung:

1. Müsli mit Honig, Orangensaft und Milch vermischen.
2. Banane in dünne Scheiben schneiden und zusammen mit den Nuss-Stückchen auf dem Müsli verteilen.

Power-Frühstücks-Salat

Gurkenscheiben passen gut zu diesem Salat.

Für: 2 Personen
Vor- und Zubereitungszeit: 45 Min.
Schwierigkeitsgrad: leicht

Zutaten:

250g Kichererbsen (Dose, abgetropft)
2 EL Haselnüsse, grob gehackt
2 Stangen Sellerie, geschnitten
1 Avocado, klein geschnitten
3 EL Olivenöl
1½ EL Zitronensaft
Meersalz & Pfeffer

Zubereitung:

1. Alle Zutaten in eine Schüssel geben und gut miteinander vermengen.
2. Etwa 1/2 Stunde in den Kühlschrank stellen und servieren.

Vanille-Zimt-Quinoa

Anstatt normaler Milch kann man auch Soja-, Mandel- oder Kokosmilch nehmen.
Für: 2 Personen
Vor- und Zubereitungszeit: 30 Min.
Schwierigkeitsgrad: normal

Zutaten:

200g Quinoa
600ml Milch
2 EL Mandeln, grob gehackt
2 TL Rosinen
1/3 TL Vanilleextrakt
1 TL Zimtpulver
Honig nach Bedarf

Zubereitung:

1. In einem Topf Quinoa und Milch zum Kochen bringen, dann auf kleine Flamme stellen und ca. 10-12 Minuten quellen lassen bis sich ein dicklicher Brei ergibt, dabei immer wieder umrühren.
2. Zwischendurch mit Vanille, Zimt und nach Bedarf mit Honig süßen.
3. In eine Frühstücksschüssel füllen, und mit Mandeln und Rosinen garnieren.

Reichlich Öl in einer Pfanne erhitzen. Danach die Hälfte des Teiges hineingeben. Deckel drauf und für ca. 3-4 Minuten bei mittlerer Hitze goldbraun braten. Danach wenden und noch einmal von der anderen Seite für die gleiche Zeit.

4. Im Anschluss auf einen Teller geben und mit etwas gehackter Petersilie garnieren. Das zweite Omelette auf die gleiche Weise zubereiten. Dazu passt beispielsweise ein leckeres Chutney.

Buchweizen-Pfannkuchen

Der perfekte Sonntag beginnt für mich mit einem Pfannkuchen. Seitdem ich nahezu komplett au Gluten verzichte, ist Buchweizen in dieser Hinsicht zu meinem besten Freund geworden. Mit kaum einem anderen Mehl ist es so einfach, leckere Pfannkuchen zu zaubern.
Für: 3 Personen
Vor- und Zubereitungszeit: 10 Min.
Schwierigkeitsgrad: leicht

Zutaten:

- 150 g Buchweizenmehl
- 250 ml Sojadrink ungesüßt (Mineralwasser mit Kohlensäure geht ebenfalls)
- 1 Teelöffel Backpulver
- 1 Teelöffel Natron
- Margarine, oder Pflanzenöl
- 1 Prise Salz

Zubereitung:

1. Margarine bzw. Öl in einer Pfanne erhitzen.
2. Buchweizenmehl, Natron, Backpulver und Sojadrink in einer Schüssel mit einem Schneebesen vermengen. Die Konsistenz sollte leicht zähflüssig sein. Mit Salz abschmecken.
3. Die Buchweizen-Pfannkuchen von beiden Seiten in einer Pfanne ausbacken und beliebig füllen, rollen, oder einfach so essen. Dazu passt beispielsweise Ahornsirup und frische Obst.

Supergesunde Frühstücks-Zerealien

Rühren Sie sich Ihre Zerealien Mischung mit Milch, Wasser, Kokosmilch, Hafermilch (glutenfrei) oder Mandelmilch an. Zusätzlich etwas Zucker und Früchte runden das Frühstück ab.

Für: 2 Personen
Vor- und Zubereitungszeit: 5 Min.
Schwierigkeitsgrad: leicht

Zutaten:

- 100g Buchweizen
- 100g Hirse
- 100g Quinoa
- 100g Leinsamen
- 100g Amaranth

Zubereitung:

1. Verarbeiten Sie die Zutaten in einem Mixer zu einem groben Pulver.

Quinoapudding mit Rosinen

Verwenden Sie anstatt der Rosinen anderes Trockenobst.

Für: 2 Personen
Vor- und Zubereitungszeit: 25 Min.
Schwierigkeitsgrad: leicht

Zutaten:

- 100g Quinoa
- 200ml Wasser
- 200ml Apfelsaft
- 75g Rosinen
- 1 EL Zitronensaft
- 1/2 TL Zimt
- 1/2 TL Vanilleextrakt
- 1 Messerspitze Salz

Zubereitung:

1. Quinoa in einem Sieb gründlich waschen und abtropfen lassen, dann mit dem Wasser in einem Topf zum Kochen bringen.
2. Auf kleine Flamme stellen, abdecken und köcheln bis Quinoa das Wasser aufgenommen hat (ca. 12-15 Minuten).
3. Danach Apfelsaft, Rosinen, Zitronensaft, Zimt, Vanille und Salz unterrühren, und noch einmal zugedeckt ca. 15 Minuten ziehen lassen.
4. Tipp: Verwenden Sie anstatt der Rosinen anderes Trockenobst!

Schinken-Käse-Törtchen

Würzen Sie die Mischung noch mit den Kräutern Ihrer Wahl (z.B. Provence).

Für: 3 Personen
Vor- und Zubereitungszeit: 40 Min.
Schwierigkeitsgrad: normal

Zutaten:

- 2 Eier
- 600g gefrorene Röstis, aufgetaut
- 75g Butter (weich)
- 200g Schinkenwürfel (gekocht)
- 100g Emmentaler, gerieben
- 100ml süße Sahne
- 1 Prise Muskat

Zubereitung:

1. Den Ofen auf 200 Grad vorheizen. Röstis (Restflüssigkeit herausquetschen!) in einer Schüssel zusammen mit der Butter mit den Händen verkneten und in 2-3 Backformen als Törtchen Boden hineinpressen.
2. In einer Schüssel alle restlichen Zutaten miteinander vermengen und die Mischung in die Backformen geben. Mindestens 30 Minuten backen, bis die Törtchen goldbraun werden.
3. Tipp: Würzen Sie die Mischung noch mit den Kräutern Ihrer Wahl (z.B. Provence).

Deftiges Käse-Pilz-Omelette

Optional können Sie etwas Kräuter der Provence in das Omelette geben!

Für: 3 Personen
Vor- und Zubereitungszeit: 15 Min.
Schwierigkeitsgrad: normal

Zutaten:

- 5 Eier, verquirlt
- 2 EL Olivenöl
- 250ml Milch
- 150g frischer Bratenaufschnitt, gewürfelt
- 100g gereifter Cheddar, zerkrümelt
- 4 EL frische Champignons, gewürfelt
- 1 mittlere Tomate, gewürfelt
- 1 kleine Zwiebel, gewürfelt
- Etwas Salz & Pfeffer

Zubereitung:

1. In einer Pfanne mit 1 EL Öl die Zwiebel glasig dünsten und zur Seite stellen.
2. In einer Schüssel alle restlichen Zutaten miteinander vermengen, gefolgt von den Zwiebeln.
3. 1 EL Öl in die Pfanne geben und auf kleine Flamme stellen. Die Mischung langsam erst von einer Seite backen (aufpassen dass nichts anbrennt), dann wenden und die andere Seite backen.

Erdbeer-Zitronencreme

Sollte die Crème zu fest sein, etwas mehr Milch nehmen.
Für: 4 Personen
Vor- und Zubereitungszeit: 30 Min.
Schwierigkeitsgrad: normal

Zutaten:

- 300ml heißes Wasser
- 25g Gelatine
- 6 EL Honig
- Saft von 3 mittleren Zitronen
- 4 Eier
- 300g Erdbeeren
- 125ml Vollmilch
- 125ml süße Sahne

Zubereitung:

1. Geben Sie die Gelatine in das heiße Wasser (in einem Kochtopf) und lassen Sie sie auflösen (rühren bis sich die gesamte Gelatine aufgelöst hat). Den Honig zugeben und solange rühren, bis auch dieser sich aufgelöst hat. Im Kühlschrank ca. 15 Minuten abkühlen lassen.
2. Nun den Saft der beiden Zitronen einrühren. Eigelb und Eiweiß trennen, das Eigelb und das Eiweiß getrennt schlagen. Das geschlagene Eigelb in die warme Mischung rühren. Den Topf nun auf kleiner Flamme erhitzen und dabei die Milch unterrühren.
3. Von der Flamme nehmen und das Eiweiß unterheben. Füllen Sie die Crème in eine Servierschale und lassen Sie sie einige Stunden abkühlen. Danach die geviertelten Erdbeeren vorsichtig unterheben und servieren.

Russisches Hirse-Frühstück

Schmeckt noch besser, wenn Trockenfrüchte am Ende untergehoben werden

Für: 2 Personen
Vor- und Zubereitungszeit: 20 Min.
Schwierigkeitsgrad: normal

Zutaten:

- 100g Kürbis, gerieben
- 100g Hirse
- 225ml Wasser
- 225ml Reismilch
- 1 TL Butter
- 1 Messerspitze Salz
- 1 TL Honig

Zubereitung:

1. In einem Topf Wasser und Reismilch aufkochen, dann Hirse hineingeben und auf kleine Flamme stellen. Gut umrühren und Kürbis unterheben.
2. Auf kleiner Flamme köcheln bis die Hirse die Flüssigkeit komplett aufgesogen hat (immer wieder rühren so dass nichts anbrennt).
3. Anschließend Butter, Honig und Salz einrühren und servieren.

Suppen

Spanische Gazpacho

Je nach Ihrem persönlichen Geschmack kann der unpürierte Teil der Suppe größer oder kleiner sein.

Für: 4 Personen
Vor- und Zubereitungszeit: 40 Min.
Schwierigkeitsgrad: normal

Zutaten:

- 10 mittlere Tomaten
- 1 rote Paprika
- 1 kleine Salatgurke
- 1 mittlere Zwiebel
- 2 Knoblauchzehen
- 2 TL Gemüsebrühe (glutenfrei)
- 400ml Wasser
- 2 EL gehackte Petersilie
- 2 TL Zitronensaft
- 2 EL kaltgepresstes Olivenöl extra nativ
- Salz, Pfeffer und Chili zum Abschmecken

Zubereitung:

1. Alle Zutaten in sehr kleine Würfel schneiden. Die Hälfte davon zusammen mit dem Öl und der Gemüsebrühe in den Mixer geben und gut pürieren.
2. Den pürierten und den unpürierten Teil in eine Schüssel geben und wieder miteinander vermischen. Mit Zitrone, Salz, Pfeffer und Chili abschmecken.
3. Noch einmal umrühren, nach Belieben mit noch etwas Wasser verdünnen und zu gleichen Teilen auf zwei Teller verteilen.
4. Tipp: Je nach Ihrem persönlichen Geschmack kann der unpürierte Teil der Suppe größer oder kleiner sein.

Basilikum-Kokosmilch-Suppe

Thai-Basilikum ist süßer und weniger streng im Geschmack im Vergleich zum üblichen Basilikum. Aufgrund des feinen Geschmacks eignet sich für diese Suppe daher besser der Thai-Basilikum.

Für: 4 Personen
Vor- und Zubereitungszeit: 40 Min.
Schwierigkeitsgrad: normal

Zutaten:

- 400ml Wasser
- 400ml Kokosnussmilch
- 2 TL Gemüsebrühe (glutenfrei)
- 4 große Fleischtomaten, gewürfelt
- 2 mittlere Zwiebeln
- 8 Knoblauchzehen
- 8 EL (ca. 20g) frische Thai-Basilikumblätter ODER 4 EL (ca. 10g) frische Basilikumblätter
- 4 EL Olivenöl
- 2 EL Zitronensaft
- 1 1/2 TL Paprikapulver, edelsüß
- 1 Prise Cayennepfeffer
- 1 TL Meersalz & Pfeffer

Zubereitung:

1. Zwiebel grob hacken und zusammen mit den Knoblauchzehen in einem Mixer zu einer feinen Paste pürieren. Das Öl in einer großen Pfanne auf mittlerer Flamme erhitzen und darin ca. 3-4 Minuten die Paste dünsten, immer wieder umrühren.
2. Tomatenstücke hinzugeben und weitere 3-4 Minuten unter Rühren dünsten. Mit Paprika, Cayenne und Zitronensaft würzen. Gemüsebrühe im Wasser auflösen und dieses zusammen mit Kokosnussmilch hinzuschütten und 6-8 Minuten köcheln lassen.
3. Basilikumblätter in sehr feine Streifen schneiden und zur Suppe hinzugeben. Mit Salz und Pfeffer abschmecken, noch einmal 4-6 Minuten auf kleiner Flamme ziehen lassen und gut umrühren, und dann servieren.

Feine Spinat-Avocado-Suppe

Zu dieser Suppe passen prima auch mitpürierte Zucchinis!

Für: 2 Personen
Vor- und Zubereitungszeit: 25 Min.
Schwierigkeitsgrad: normal

Zutaten:

- 1 Avocado, grob gewürfelt
- ½ Liter Wasser
- 2 TL Hühnerbrühe (glutenfrei)
- 2 EL Olivenöl
- 1 Tasse frischer Baby-Spinat
- 2 Stangen Frühlingszwiebeln, gehackt
- 4 Knoblauchzehen, gehackt
- 1 TL Zitronensaft
- Meersalz & Pfeffer

Zubereitung:

1. Öl in einer Pfanne auf mittlerer Flamme erhitzen und Frühlingszwiebel und Knoblauch 3-4 Minuten unter ständigem Rühren glasig dünsten.
2. In einem Topf Wasser und Gemüsebrühe verrühren und leicht erwärmen. Pfanneninhalt in den Topf geben und zusammen mit Avocado, Zitronensaft und Spinat in einem Mixer zu einer cremigen Konsistenz pürieren.
3. Die Suppe noch einmal einige Minuten erwärmen, mit Salz und Pfeffer abschmecken und servieren.

Kürbis-Tomatensuppe

Geben Sie 100ml Kokosmilch zusätzlich in die Suppe!

Für: 4 Personen
Vor- und Zubereitungszeit: 30 Min.
Schwierigkeitsgrad: normal

Zutaten:

- 1 mittelgroßer Kürbis (z.B. Hokkaido)
- 4 mittlere Tomaten, gewürfelt
- 4 mittlere Zwiebeln
- 4 TL Gemüsebrühe (glutenfrei)
- 1 EL kaltgepresstes extra natives Olivenöl
- 1 Liter Wasser
- Meersalz &Pfeffer zum Abschmecken

Zubereitung:

1. Die harte Schale des Kürbis entfernen und das Fruchtfleisch in mundgerechte Stücke schneiden. Die Zwiebeln ebenfalls grob würfeln.
2. Öl in einen Suppentopf geben (dieser sollte die ganze Suppe aufnehmen können) und nun Zwiebeln und Kürbis auf mittlerer Hitze ca. 8 Minuten anbraten (immer wieder umrühren, nicht anbrennen lassen!).
3. Wasser und Gemüsebrühe hinzugeben, kurz aufkochen lassen, dann Tomatenstücke dazugeben und gut umrühren. Auf mittlerer Hitze ca. 8 Minuten köcheln lassen.
4. Nun mit dem Pürierstab alles gut pürieren, bis die Suppe schön cremig ist. Mit Salz und Pfeffer abschmecken und heiß servieren.

Karotten-Sellerie-Suppe

Auch Zu dieser Suppe passen prima mitpürierte Zucchinis!

Für: 2 Personen
Vor- und Zubereitungszeit: 30 Min.
Schwierigkeitsgrad: normal

Zutaten:

- 4 mittlere Karotten, geraspelt
- 3 Stangen Sellerie, kleine Stücke
- 1 große Zwiebel
- 2 Knoblauchzehen
- 1 TL kaltgepresstes extra natives Olivenöl
- 3 TL Gemüsebrühe (glutenfrei)
- 2 EL Zitronensaft
- 1 TL Currypulver (glutenfrei)
- 1 EL Petersilie, gehackt
- 1 EL Kräuter der Provence
- 750ml Wasser
- Salz & Pfeffer zum Abschmecken

Zubereitung:

1. Zwiebel kleinschneiden und mit Knoblauch und Öl im Suppentopf 4 Minuten auf mittlerer Flamme dunsten bis Zwiebeln glasig sind. Currypulver hinzufügen und gut umrühren.
2. Geraspelte Karotten, Sellerie, Gemüsebrühe und Wasser hinzufügen und ca. 10 Minuten auf kleiner Flamme köcheln lassen, währenddessen Kräuter und Petersilie dazugeben.
3. Nun die Suppe pürieren bis sie die gewünschte Sämigkeit erreicht hat. Mit Zitronensaft, Salz und Pfeffer abschmecken und sofort genießen.

Brokkolicremesuppe

Auch hier verleiht ein Schuss süße Sahne der Suppe den gewissen Pfiff.

Für: 3 Personen
Vor- und Zubereitungszeit: 30 Min.
Schwierigkeitsgrad: normal

Zutaten:

- 1 mittlere Zwiebel
- 2 Frühlingszwiebeln
- 1 Knolle Sellerie (ca. 200g)
- 1 EL gehackte Petersilie
- 1 Brokkoli (ca. 500g)
- 1 EL Öl Extra Nativ
- 5 TL Gemüsebrühe (glutenfrei)
- 1 Liter Wasser (oder optional
- 1/2 Liter Wasser, und ½ Liter Milch)
- 1 EL Zitronensaft
- Meersalz & Pfeffer

Zubereitung:

1. Brokkoli und Sellerie in Stücke schneiden und mit 1.5 Litern Wasser ca. 15 Minuten erhitzen, bis beides weich aber noch bissfest ist. Das Kochwasser auffangen (daraus Gemüsebrühe machen) und Brokkoli und Sellerie zur Seite stellen.
2. Die Zwiebel grob würfeln und zusammen mit den klein geschnittenen Frühlingszwiebeln in einem großen Suppentopf mit dem Olivenöl anbraten (nicht braun werden lassen). Danach Brokkoli, Sellerie und Petersilie in den Topf geben, und mit 1,5 l Brühe auffüllen.
3. Mit einem Pürierstab alles bis zur gewünschten Sämigkeit pürieren, mit Salz, Zitronensaft und Pfeffer abschmecken, noch einmal erhitzen und servieren.

Cremige Zucchini-Suppe

Ein schnelles und unkompliziertes Rezept, das man auch nach einem stressigen Tag noch gut zubereiten kann. Durch die Kokosmilch wird die Suppe schön cremig. Ein einfacher Stabmixer reicht für die Herstellung völlig aus.

Für: 4 Personen
Vor- und Zubereitungszeit: 30 Min.
Schwierigkeitsgrad: normal

Zutaten:

- 1 kg Zucchini
- 300 ml Kokosmilch
- 1 l Gemüsebrühe
- 3 mittelgroße Knoblauchzehen
- 1 mittelgroße Zwiebel
- 1 Spritzer Zitronensaft (optional)
- Salz und Pfeffer
- Pflanzenöl (z.B. Kokosöl)

Zubereitung:

1. Zwiebel und Knoblauch schälen und fein hacken. Etwas Pflanzenöl in einem Topf erhitzen und alles für 2-3 Minuten bei mittlerer Hitze anbraten.
2. Die Zucchini waschen, Enden entfernen, halbieren und in Stücke schneiden. Danach mit in den Topf geben und für 2-3 Minuten anbraten. Dabei immer wieder umrühren, damit alle Zucchinistücke einmal den Boden des Topfes zu Gesicht bekommen.
3. Einen Liter heiße Gemüsebrühe hinzugeben und alles bei mittlerer Hitze für 15-20 Minuten köcheln lassen.
4. Die Suppe vom Herd nehmen und mit einem Stabmixer pürieren. Gebt jetzt die Kokosmilch hinzu, vermengt alles und schmeckt die Suppe mit Salz und Pfeffer ab. Ich mag es noch gerne mit einem kleinen Spritzer Zitronensaft. Die Kokosmilch kann vorher auch erwärmt werden, da die Suppe ansonsten stark abkühlt.
5. Serviert die Suppe und gebt noch etwas frischen Pfeffer oben drauf.

Kohlrabi-Safran-Suppe

Der Safran verleiht dem recht unspektakulären Kohlrabi eine exoti-sche Note in diesem Gericht. Pflanzensahne bekommt ihr in fast allen größeren Supermärkten.

Für: 4 Personen
Vor- und Zubereitungszeit: 45 Min.
Schwierigkeitsgrad: normal

Zutaten:

- 300 g Kartoffeln
- 1 Kohlrabi (ca. 500 g)
- 1 mittelgroße Zwiebel
- 750 ml Gemüsebrühe
- 0,2 g Safran
- 1-2 Esslöffel Olivenöl
- 4-5 Esslöffel Pflanzensahne
- Zitronensaft
- Salz und Pfeffer

Zubereitung:

1. Kartoffeln und Kohlrabi schälen und in mundgerechte Würfel schnei-den. Zwiebel ebenfalls fein würfeln. Danach alles zur Seite stellen.
2. Das Olivenöl in einem großen Topf erhitzen und das gewürfelte Ge-müse für 3 Minuten andünsten. Es soll keine Farbe bekommen. Also ruhig die Hitze reduzieren.
3. Vermengt jetzt den Safran in einer kleinen Schale mit 4 Esslöffeln ko-chendem Wasser. Versucht den Safran dabei so gut es geht mit einem Löffel zu zerstoßen. Ihr könnt ihn auch vorher zerreiben und dann ins Wasser geben.
4. Gebt jetzt die zuvor erhitzte Gemüsebrühe und das Wasser mit dem Safran zum Gemüse. Abdecken und für ca. 30-35 Minuten bei mittlerer Hitze kochen lassen. Ab Minute 20 könnt ihr schon einmal schauen, ob die Kartoffeln weich sind. Die Größe der Stücke ist hier entscheidend. Der Kohlrabi wird am Ende noch immer gut Biss haben.
5. Rührt jetzt 4-5 Esslöffel Pflanzensahne unter und schmeckt alles mit Salz, Pfeffer und Zitronensaft ab. Danach könnt ihr servieren.

Süßkartoffel-Linsen-Suppe

Eine etwas ungewöhnliche Kombination, aber dennoch sehr lecker. Garam Masala bekommt ihr in jedem Asiamarkt, oder im Online Shop. Es ist eine sehr aromatische Gewürzmischung, die oft bei indischen Currygerichten zum Einsatz kommt.

Für: 4 Personen
Vor- und Zubereitungszeit: 25 Min.
Schwierigkeitsgrad: normal

Zutaten:

- 150 g Rote Linsen Rote Linsen
- 400 g Süßkartoffel
- 100 g Knollensellerie
- 200 g Lauch
- 150 g Möhre
- 1 mittlere Knoblauchzehe
- 1 Teelöffel Garam Masala
- 1/2 Esslöffel Currypulver
- 1.5 l heißes Wasser
- Salz und Peffer
- Pflanzenöl

Zubereitung:

1. Das Gemüse schälen und in ca. 1 cm große Würfel schneiden. Den Knoblauch schälen und fein hacken.
2. Öl in einem großen Topf erhitzen. Den Knoblauch zusammen mit Garam Masala und dem Currypulver für 1-2 Minuten bei mittlerer Hitze anbraten.
3. Das Gemüse und die Linsen hinzugeben. Kurz für 1-2 Minuten mit anschwitzen. Danach mit heißem Wasser auffüllen, bis das Gemüse komplett bedeckt ist. Ich würde mal 1,2 bis 1,5 Liter ansetzen.
4. Die Suppe für 35-40 Minuten bei geschlossenem Deckel köcheln lassen. Danach mit Salz und Pfeffer abschmecken und servieren.

Feines Tomatensüppchen

Dazu passt herrlich ein Schuss süße Sahne!

Für: 3 Personen
Vor- und Zubereitungszeit: 15 Min.
Schwierigkeitsgrad: einfach

Zutaten:

- 250g frische reife Tomaten, gewürfelt
- 2 TL Basilikum, getrocknet
- 1 TL Kräuter der Provence
- 1 Lorbeerblatt
- 2/3 TL brauner Zucker
- 50ml trockener Weißwein
- 750ml Hühnerbrühe (glutenfrei)
- 2 EL Olivenöl
- 2 Schalotten, fein gewürfelt
- 2 Knoblauchzehen, fein gewürfelt
- Salz & Pfeffer

Zubereitung:

1. In einem Suppentopf Öl auf mittlerer Flamme erhitzen und darin Schalotten und Knoblauch 3-4 Minuten glasig dünsten.
2. Tomate hinzugeben und 2-3 Minuten rühren bis Tomatenstücke weich sind.
3. Alle restlichen Zutaten in den Topf geben, unter Rühren aufkochen, auf kleine Flamme stellen und zugedeckt etwa eine halbe Stunde köcheln lassen, immer wieder mal umrühren.

Cremige Süßkartoffelsuppe

Ein paar mitgekochte und pürierte Karotten passen bestens zu dem Rezept!

Für: 3 Personen
Vor- und Zubereitungszeit: 10 Min.
Schwierigkeitsgrad: einfach

Zutaten:

- 500g Süßkartoffeln
- 500ml Gemüsebrühe (glutenfrei)
- 100ml süße Sahne
- 50ml Kokosnussmilch
- 1 TL brauner Zucker
- Etwas geriebene Muskatnuss
- 2 EL Olivenöl
- 2/3 TL Rotweinessig
- Salz & Pfeffer

Zubereitung:

1. Die Süßkartoffeln schälen und kochen bis sie weich sind. In der Zwischenzeit in einem Topf auf kleiner Flamme alle restlichen Zutaten vorsichtig erhitzen, immer wieder umrühren.
2. Alle Zutaten nun in den Mixer geben und cremig pürieren. Noch einmal in den Suppentopf umfüllen, 5-6 Minuten auf kleiner Flamme ziehen lassen und umrühren, ggfs. abschmecken und dann servieren.

Salate

Warmer Brokkoli-Salat

Ein getoastetes glutenfreies Brot passt hierzu bestens.

Für: 2 Personen
Vor- und Zubereitungszeit: 15 Min.
Schwierigkeitsgrad: einfach

Zutaten:

- 450g Brokkoli
- 2 EL Mandelsplitter
- 5 mittlere Tomaten
- 1 TL Gemüsebrühe (glutenfrei)
- 1 TL Zitronensaft
- 2 TL gehackte Petersilie
- 3 EL kaltgepresstes extra natives Olivenöl
- Meersalz, Pfeffer zum Abschmecken

Zubereitung:

1. Tomaten würfeln. Brokkoli in kleine Röschen schneiden und mit 2 EL Olivenöl in der Pfanne leicht anbraten, so dass die Farbe dunkelgrün wird, die Bissfestigkeit allerdings bestehen bleibt (ca. 8 Minuten). Währenddessen die Gemüsebrühe (unaufgelöst) gleichmäßig darüber verteilen.
2. Anschließend Mandelsplitter hinzugeben, noch einmal alles gut durchmischen und in eine Salatschüssel geben. Die Tomatenstücke, 1 EL Olivenöl, Petersilie und Zitronensaft unterheben und mit Salz und Pfeffer abschmecken.

Selbstgemachter Krautsalat

Probieren Sie einen Schuss Rotweinessig im Dressing!

Für: 4 Personen
Vor- und Zubereitungszeit: 15 Min.
Schwierigkeitsgrad: normal

Zutaten:

- 4 Tassen frischer Weiß- oder Rotkohl
- 4 mittlere Karotten
- 2 Tomaten
- 2 kleine Zwiebeln
- 4 EL gehackte Petersilie
- 1 Avocado
- 6 EL kaltgepresstes extra natives Olivenöl
- 6 EL Zitronensaft
- 2 EL Wasser
- Meersalz, Pfeffer & Cayennepfeffer zum Abschmecken

Zubereitung:

1. Raspeln Sie den Kohl und die Karotten fein und geben beides in eine Schüssel. Die Zwiebel ganz klein würfeln, ebenso die Tomate, und zusammen mit der gehackten Petersilie in die Schüssel geben.
2. Für das Dressing pürieren Sie Avocado, Olivenöl, Wasser und Zitronensaft und gießen es über den Salat. Gut durchmischen und mit Salz, Pfeffer und Cayennepfeffer abschmecken. Einige Zeit kühl stellen.

Easy Avocado-Tomaten-Salat

Probieren sie ein doch mal ein paar Gurken dazu!

Für: 2 Personen
Vor- und Zubereitungszeit: 15 Min.
Schwierigkeitsgrad: einfach

Zutaten:

- 2 Avocados
- 4 mittlere oder 6 kleine Tomaten
- 2 Frühlingszwiebeln
- 2 EL Zitronensaft
- 2 EL kaltgepresstes extra natives Olivenöl
- 1 kleine Knoblauchzehe, fein gehackt oder gepresst
- Meersalz, frischer Pfeffer

Zubereitung:

1. Für das Dressing geben Sie den Knoblauch zusammen mit dem Öl in eine Schüssel. Zitronensaft hinzugeben und alles gut umrühren.
2. Frühlingszwiebel in feine Ringe schneiden und auch in die Schüssel geben. Das Dressing nun mit Pfeffer und Salz abschmecken, noch einmal umrühren und beiseite stellen.
3. Avocado in Streifen und Tomaten in mundgerechte Stücke schneiden und auf einem Teller anrichten. Das Dressing über dem Salat verteilen.

Kopfsalat mit Ofenkürbis

Unser Tipp: Mit glutenfreiem Brot servieren.
Für: 4 Personen
Vor- und Zubereitungszeit: 30 Min.
Schwierigkeitsgrad: normal

Zutaten:

- 2 große Kopfsalate
- 2 kleine Gurken, in Scheiben
- 600g Kürbis (nach dem Wegschneiden der Schale)
- 4 EL Sonnenblumenkerne
- 6 EL frische Petersilie, gehackt
- 6 EL Zitrone
- 6 EL Olivenöl
- Meersalz, Pfeffer

Zubereitung:

1. Den Kürbis würfeln oder in Rechtecke schneiden und bei vorgeheizten 180 Grad ca. 10-15 Minuten im Ofen backen, bis er an den Rändern braun wird.
2. In der Zwischenzeit das Dressing machen: in einer Schüssel Öl, Zitronensaft, Petersilie, Salz und Pfeffer miteinander vermischen, kühl stellen.
3. Den Salat und die Gurkenscheiben in eine große Salatschüssel geben, und zusammen mit den Sonnenblumenkernen und dem Dressing gut vermischen.
4. Salat auf Tellern anrichten, und Ofenkürbis darüber verteilen.

Möhrensalat mit gehackten Mandeln

Servieren sich doch mal getoastetes glutenfreies Brot dazu.

Für: 4 Personen
Vor- und Zubereitungszeit: 10 Min.
Schwierigkeitsgrad: einfach

Zutaten:

- 4 Karotten, geraspelt
- 6 Stangen Sellerie, in feinen Scheiben
- 4 EL frische Petersilie, gehackt
- 4 EL gehackte Mandeln
- 4 EL Zitronensaft
- 2 TL Dijonsenf
- 5 EL Olivenöl
- Salz & Pfeffer

Zubereitung:

1. In einer kleinen Schüssel Zitronensaft, Senf, Olivenöl sowie Salz und Pfeffer nach Geschmack zu einem kräftigen Dressing verrühren.
2. In einer größeren Schüssel Karotten und Sellerie mit der Petersilie vermengen und anschließend auf Tellern anrichten. Gehackte Mandeln darüber verteilen, und den Salat mit dem Dressing großzügig beträufeln.

Rucola-Tofu-Salat mit Dijon-Dressing

Braten Sie die Tofu-Stückchen kurz von allen Seiten mit etwas Olivenöl an

Für: 4 Personen
Vor- und Zubereitungszeit: 10 Min.
Schwierigkeitsgrad: einfach

Zutaten:

- 400g dunkler Römer-Salat
- 200g Rucola
- 400g fester Tofu, grob gewürfelt
- 2 Schalotten, in Halbringen
- 2 Orangen, in Streifen
- 2 TL Zitronensaft
- 2 EL Rotweinessig
- 4 EL Olivenöl
- 2 EL Honig
- 2 TL Dijonsenf (glutenfrei)
- 1 1/2 TL Meersalz
- Frisch gemahlener Pfeffer

Zubereitung:

1. Für das Dressing in einer kleinen Schüssel Zitronensaft, Essig, Honig, Senf, Olivenöl, Salz und Pfeffer gut miteinander vermischen und in den Kühlschrank stellen.
2. Salat waschen und gut abtropfen lassen, dann zusammen mit Schalottenringen, Orangenstreifen und Tofustücken auf Tellern anrichten. Das Dressing darüber träufeln und servieren..

Mexikanischer Salat

Dazu passt glutenfreies Weißbrot oder glutenfreie Tortillas.

Für: 3 Personen
Vor- und Zubereitungszeit: 15 Min.
Schwierigkeitsgrad: normal

Zutaten:

- 300g Maiskörner, abgetropft
- 300g Kichererbsen, abgetropft
- 300g Kidneybohnen, abgetropft
- 1 kleine rote Paprika, fein gewürfelt
- 1 mittlere Tomate, fein gewürfelt
- 1-2 EL frisches Koriandergrün, fein gehackt
- 4 EL Olivenöl
- 2 EL Zitronensaft
- 1/2 TL Honig
- Salz & Pfeffer

Zubereitung:

1. In einer Salatschüssel Bohnen, Mais, Tomate und Paprika vermischen.
2. In einer kleinen Schüssel alle restlichen Zutaten gut verrühren und mit Salz und Pfeffer abschmecken. Dieses Dressing in die Salatschüssel geben, gut verrühren und servieren.

Reis-Mais-Salat

Hierzu passen glutenfreie Tortillas oder glutenfreies Weißbrot.

Für: 2 Personen
Vor- und Zubereitungszeit: 30 Min.
Schwierigkeitsgrad: normal

Zutaten:

- 175g Basmati-Reis
- 450ml Wasser
- 150g Maiskörner, abgetropft
- 3 EL Olivenöl
- 2 EL Zitronensaft
- 2 EL Rotweinessig
- 1 TL Basilikum, getrocknet
- 1/2 grüne Paprika, gewürfelt
- 2 mittlere Tomaten, gewürfelt
- 1 mittlere Zwiebel, fein gewürfelt
- 3/4 TL Zucker
- Meersalz & frischer Pfeffer

Zubereitung:

1. Das Wasser und den Reis zum Kochen bringen, auf kleine Flamme stellen und zugedeckt 20 Minuten köcheln lassen, anschließend abkühlen lassen.
2. In einer kleinen Schüssel Öl, Essig, Zitronensaft, Basilikum und Zucker verrühren und mit Salz und Pfeffer abschmecken.
3. In einer Salatschüssel Reis, Mais, Tomaten, Zwiebel und Paprika zusammen mit dem Salatdressing vermischen und gut umrühren. Mindestens 1 Stunde zugedeckt in den Kühlschrank stellen.

Hühnchensalat mit Kirschtomaten

Dazu passt glutenfreies Weißbrot oder glutenfreie Tortillas.

Für: 2 Personen
Vor- und Zubereitungszeit: 10 Min.
Schwierigkeitsgrad: normal

Zutaten:

- 2 Hühnchenbrüste, gekocht und gewürfelt
- 1 EL saure Sahne
- 2 EL leichte Mayonnaise (glutenfrei)
- 1 mittlere Zwiebel, in feinen Halbringen
- 200g Kirschtomaten, halbiert
- 1 TL Apfelessig
- Salz & Pfeffer

Zubereitung:

1. Alle Zutaten in einer Salatschüssel miteinander vermischen und mit Salz und Pfeffer abschmecken.

64

Hauptspeisen

Vegetarische Frikadellen

Passen hervorragend zu allen glutenfreien Dips.

Für: 4 Personen
Vor- und Zubereitungszeit: 35 Min.
Schwierigkeitsgrad: normal

Zutaten:

- 250g Sonnenblumenkerne
- 1 mittelgroße Karotte
- 1 Stange Sellerie
- 3 Frühlingszwiebeln
- 1 rote Paprika
- 2 EL gehackte Petersilie
- ½ TL Chilipulver
- 1 TL Meersalz, Pfeffer & Chiliflocken zum Abschmecken

Zubereitung:

1. Sonnenblumenkerne für mindestens 4 Stunden in Wasser einlegen, dann Wasser abschütten. Karotte, Sellerie, Frühlingszwiebeln und die Paprika in kleine Stücke schneiden und anschließend alle Zutaten einschließlich der Petersilie und der Gewürze im Mixer solange zerkleinern, bis alles gut miteinander vermengt wurde – je länger im Mixer, desto einfacher lassen sich die Frikadellen formen.
2. Danach mit der Hand Frikadellen formen und im vorgeheizten Backofen bei 200 °C für ca. 25 Minuten backen (bis sie außen braun werden). Anschließend im Kühlschrank abkühlen lassen.

Country Potatoes

Country Potatoes sind denkbar einfach in der Zubereitung. Sie eignen sich als Beilage, oder als vegane Tapas. Die Zutaten dafür hat eigentlich jeder zu Hause. Verwendet junge Kartoffeln mit dünner Schale, oder schält die Kartoffeln. In der Schale sind nämlich Giftstoffe enthalten.

Für: 2 Personen
Vor- und Zubereitungszeit: 60 Min.
Schwierigkeitsgrad: normal

Zutaten:

- 500 g Kartoffeln
- 1/2 Knoblauchzehe
- 2 Esslöffel frischer Rosmarin gehackt
- 2 Esslöffel Olivenöl
- 1 1/2 Teelöffel Paprikapulver
- Meersalz

Zubereitung:

1. Die Kartoffeln bei Bedarf schälen, oder junge mit dünner Schale verwenden. Anschließend halbieren und in Spalten schneiden.
2. Den Knoblauch schälen und fein hacken.
3. Die Kartoffeln zusammen mit dem Knoblauch, dem Paprikapulver und dem Rosmarin in eine Schüssel geben. Öl hinzugeben und sehr gut vermengen. Die Kartoffeln jetzt ziehen lassen und in der Zwischenzeit den Ofen bei Umluft auf 180 Grad vorheizen.
4. Sobald der Ofen vorgeheizt ist, die Kartoffeln für ca. 50 Minuten auf einem Backblech verteilt backen. Zwischendurch nachsehen, ob sie eventuell schon zu dunkel sind. Jeder Ofen funktioniert schließlich unterschiedlich. Im Anschluss in eine Schüssel geben und nach Geschmack salzen.
5. Servieren könnt ihr die Kartoffeln z.B. klassisch mit Ketchup und/oder veganer Mayo. Schmeckt auch super als Beilage zum Grillen, oder als Hauptgericht in Kombi mit einem knackigen Salat.

Thai Curry

Curry ist ein sehr einfaches Gericht. Am besten serviert man es mit etwas Reis. Kaffirlimettenblätter, Thaibasilikum und Zitronengras bekommt ihr im Asiamarkt.

Für: 2 Personen
Vor- und Zubereitungszeit: 35 Min.
Schwierigkeitsgrad: normal

Zutaten:

- 1 Dose Kokosmilch (400 ml)
- 100 ml warmes Wasser
- 125 g grüne Bohnen
- 80 g Cashewnüsse
- 200 g Tofu (schnittfest)
- 1 mittelgroße Süßkartoffel
- 1 Esslöffel Grüne Currypaste
- 1 Esslöffel Zucker
- 2 Kaffirlimettenblätter
- 1 Handvoll Thaibasilikum
- 1 Stange Zitronengras
- Öl zum frittieren
- Salz

Zubereitung:

1. Reichlich Öl in einer Pfanne erhitzen. Den Tofublock in 2 cm große Stücke zerkleinern. Die Süßkartoffel schälen und in ca. 1 cm große Stücke schneiden. Tofu und Süßkartoffelstücke für ca. 4 Minuten von allen Seiten leicht frittieren. Danach abtropfen lassen und das überschüssige Fett mit Küchenpapier aufsaugen.
2. Die Cashews in einer Pfanne ohne Fett anrösten und zur Seite stellen.
3. Etwas Öl in einem Topf erhitzen. Das Zitronengras der Länge nach halbieren. Das Zitronengras, die Currypaste und die Kaffirlimettenblätter

ca. 3 Minuten anbraten, sodass sich das Aroma entwickeln kann. Die grünen Bohnen waschen, Enden entfernen und in ca. 4 cm lange Stücke schneiden.

4. Die Kokosmilch und das warme Wasser in den Topf geben. Bohnen, Süßkartoffeln, Sojasoße und Zucker hinzugeben. Alles für ca. 20 Minuten köcheln lassen.

5. 5 Minuten vor Ende den Tofu zusammen mit den Cashewnüssen und dem Thaibasilikum in das Thai Curry geben.

6. Am besten serviert ihr das fertige Thai Curry mit etwas Jasmin- oder Basmatireis. Zitronengras und Limettenblätter aber vorher bitte wieder entfernen, da man sie nicht besonders gut mitessen kann. Das Basilikum kann verzehrt werden.

Falafel

Zusammen mit Pommes, Salat und Hummus ein tolles Geschmackserlebnis. Achtung! Die Kichererbsen für mindestens 12 Stunden einweichen. Dadurch werden Giftstoffe abgebaut, die andernfalls nicht gerade ungefährlich sein können.

Für: 2 Personen
Vor- und Zubereitungszeit: 20 Min. und 12 Stunden Einweichzeit
Schwierigkeitsgrad: normal

Zutaten:

- 350 g Kichererbsen getrocknet
- 1 Teelöffel Koriandersamen
- 1 Teelöffel Kreuzkümmel
- 1 Handvoll Koriander frisch
- 1 Handvoll Petersilie glatte
- 1 große Zwiebel
- Pflanzenöl zum frittieren
- Wasser zum Einweichen
- Salz & Pfeffer

Zubereitung:

1. Die Kichererbsen werden über Nacht für mindestens 12 Stunden in reichlich Wasser eingeweicht. Das Wasser mehrfach wechseln und danach wegschütten. Dabei sollte der Wasserspiegel mindestens 5-6 cm über den Kichererbsen stehen, da diese sehr viel Wasser über Nacht aufsaugen.
2. Am nächsten Tag könnt ihr das Wasser abschütten und die Kichererbsen in eine Küchenmaschine mit Rotationsmesser geben. Im Notfall geht es auch mit einem guten Stabmixer und einem hohen Gefäß.
3. Die Koriandersamen und der Kreuzkümmel werden in einer Pfanne ohne Fett für wenige Minuten angeröstet und danach in einem Mörser zerkleinert.
4. Gebt jetzt alle Zutaten in die Küchenmaschine zu den Kichererbsen und zerkleinert alles, sodass eine homogene Masse entsteht. Jetzt noch mit Salz und Pfeffer abschmecken.

5. Gebt jetzt das Pflanzenfett entweder in einen Topf, oder verwendet
    direkt eine Fritteuse. Das Öl sollte richtig heiß sein. Am besten haltet
    ihr ein Holzstäbchen, oder einen Holzlöffel in das heiße Öl. Sobald
    Bläschen aufsteigen, ist das Öl heiß genug. Die Falafel sollten mindes-
    tens zur Hälfte mit Öl bedeckt sein, sodass man sie nur einmal wenden
    muss. Idealerweise schwimmt aber direkt das ganze Bällchen in Öl. Al-
    ternativ kann man die Falafel auch einfach von allen Seiten in einer
    Pfanne braten. Dazu benötigt man dann weniger Öl, aber das Ergebnis
    ist auch nicht ganz so lecker und knusprig.
6. Mit der Hand könnt ihr jetzt Falafel in beliebiger Größe formen und
    diese von allen Seiten goldbraun und knusprig ausbacken.

Glutenfreier Pizzateig

Kinder lieben Pizzas! Erwachsene ebenso…

Das Buchweizenmehl verleiht dieser Pizza einen leicht nussigen Geschmack. Als glutenfreie Mehlmischung eignen sich die meisten Produkte aus den bekannten Supermärkten.

Für: 2 Personen
Vor- und Zubereitungszeit: 45 Min.
Schwierigkeitsgrad: normal
2 Personen, 45 Minuten plus Wartezeit

Zutaten:

- • 1 Esslöffel Trockenhefe
- • 2 Esslöffel Olivenöl
- • 230 g glutenfreies Mehl
- • 80 g Buchweizenmehl
- • 1 Prise Salz
- • 1 Esslöffel Zucker
- • 200 ml Wasser (warm)
- • 1 Esslöffel Backpulver

Zubereitung:

1. Die Hefe mit dem Zucker zusammen in das warme Wasser mit Hilfe eines Schneebesens einrühren und für 5-10 Minuten zur Seite stellen.
2. Das glutenfreie Mehl in eine Schüssel geben und mit Buchweizenmehl, Backpulver und Salz vermengen.
3. Jetzt langsam das Wasser mit der Hefe und das Olivenöl einrühren. Der Teig wird jetzt mit den Händen geknetet, bis sich alle Zutaten gut vermengt haben. Ist der Teig zu feucht, dann gebt ihr noch etwas Mehl hinzu. Wenn er zu trocken ist etwas Wasser. Am Ende sollte er nicht mehr kleben und

eine geschmeidige Masse formen. Dafür müsst ihr bestimmt 5-8 Minuten kneten.

4. Den Teig zur Seite stellen, mit einem Tuch abdecken und 1 Stunde an einem warmen Ort gehen lassen. Im Anschluss noch einmal durchkneten. Auch hier kann es sein, dass ihr wieder etwas Mehl benötigt.

5. Den Teig in zwei Teile teilen und auf einer mit etwas Mehl bestreuten Fläche mit einer Flasche, oder einem Nudelholz ausrollen.

6. Den Backofen bei Umluft und 180 Grad vorheizen.

7. Den Teig nach Belieben belegen. Wichtig ist die Tomatensoße, damit der Boden nicht trocken wird. Je nach Ofen und Belag benötigt die Pizza 20-25 Minuten Backzeit.

Gebackene Süßkartoffel mit Rote Bete

Die Kombination mag zunächst irritieren, aber ich verspreche euch, dass es geschmacklich sehr gut passt. Die Mandelsahne könnt ihr fertig im Biomarkt erwerben. Alternativ könnt ihr auch ein paar Mandeln über Nacht in Wasser einweichen. Das Einweichwasser wird dann entsorgt und die Mandeln werden mit frischem Wasser in einem Standmixer püriert, bis ihr die gewünschte Konsistenz erhaltet. Dafür benötigt ihr allerdings ein hochwertiges Gerät. Wer das nicht hat, geht einfach in den Supermarkt.

Für: 2 Personen
Vor- und Zubereitungszeit: 50 Min.
Schwierigkeitsgrad: normal

Zutaten:

- • 2 große Süßkartoffel
- • 1 mittelgroße Möhre
- • 1 große Rote Bete
- • 1 Knoblauchzehe
- • 200 ml Mandelsahne
- • 2-3 Esslöffel Schnittlauch
- • Salz und Pfeffer

Zubereitung:

1. Die Süßkartoffel für ca. 45 Minuten auf mittlerer Schiene im bei 180 Grad und Umluft vorgeheizten Backofen backen. Rote Bete und Möhre schälen und in sehr, sehr kleine Würfel schneiden, damit unser Gemüse nach der angegebenen Garzeit auch wirklich durch ist.
2. In der Zwischenzeit etwas Öl in einer Pfanne erhitzen. Rote Bete und die gewürfelte Möhre darin für 8-10 Minuten bei mittlerer Hitze anbraten. 1 Minute vor Schluss den Knoblauch hinzugeben. Vorher würde dieser anbrennen. Dann mit der Mandelsahne ablöschen und für 2-3

Minuten köcheln lassen. Den Schnittlauch hinzugeben, umrühren und zur Seite stellen. Falls es droht anzubrennen und das Gemüse noch zu hart ist, dann gebt ein wenig Wasser hinzu.

3. Die Süßkartoffel aus dem Backofen nehmen und auf einem Teller anrichten. In der Mitte einschneiden und das Gemüse mit der Soße hinzugeben. Schließlich noch mit ein wenig Schnittlauch dekorieren und servieren.

Thai Curry

Curry ist ein extrem einfaches Gericht, das man auch schnell nach der Arbeit noch zubereiten kann. Am besten serviert man es mit etwas Reis. Kaffirlimettenblätter, Thaibasilikum und Zitronengras bekommt ihr im Asiamarkt. Im Zweifel könnt ihr diese Zutaten auch weglassen.

Für: 3 Personen
Vor- und Zubereitungszeit: 35 Min.
Schwierigkeitsgrad: normal

Zutaten:

- • 1 Dose Kokosmilch (400 ml)
- • 100 ml warmes Wasser
- • 125 g Grüne Bohnen
- • 80 g Cashewnüsse
- • 200 g Tofu (schnittfest)
- • 1 mittelgroße Süßkartoffel
- • 1 Esslöffel Grüne Currypaste
- • 1 Esslöffel Zucker
- • 2 Kaffirlimettenblätter
- • 1 Handvoll Thaibasilikum
- • 1 Stange Zitronengras
- • Öl zum frittieren
- • Salz

Zubereitung:

1. Reichlich Öl in einer Pfanne erhitzen. Den Tofublock in 2 cm große Stücke zerkleinern. Die Süßkartoffel schälen und in ca. 1 cm große Stücke schneiden. Tofu und Süßkartoffelstücke für ca. 4 Minuten von allen Seiten leicht frittieren. Danach abtropfen lassen und das überschüssige Fett mit Küchenpapier aufsaugen.
2. Die Cashews in einer Pfanne ohne Fett anrösten und zur Seite stellen.
3. Etwas Öl in einem Topf erhitzen. Das Zitronengras der Länge nach halbieren. Das Zitronengras, die Currypaste und die Kaffirlimettenblät-

ter ca. 3 Minuten anbraten, sodass sich das Aroma entwickeln kann. Die grünen Bohnen waschen, Enden entfernen und in ca. 4 cm lange Stücke schneiden.

4. Die Kokosmilch und das warme Wasser in den Topf geben. Bohnen, Süßkartoffeln, Sojasoße und Zucker hinzugeben. Alles für ca. 20 Minuten köcheln lassen.
5. 5 Minuten vor Ende den Tofu zusammen mit den Cashewnüssen und dem Thaibasilikum in das Thai Curry geben.
6. Am besten serviert ihr das fertige Thai Curry mit etwas Jasmin- oder Basmatireis. Zitronengras und Limettenblätter aber vorher bitte wieder entfernen, da man sie nicht besonders gut mitessen kann. Das Basilikum kann verzehrt werden.

Falafel

Falafel sind für mich immer dann die Rettung, wenn ich Lust auf was Deftiges bekomme. Diese knusprige Konsistenz ist einfach grandios. Zusammen mit Pommes, Salat und Hummus ein tolles Geschmackserlebnis. Achtung! Die Kichererbsen für mindestens 12 Stunden einweichen. Dadurch werden Giftstoffe abgebaut, die andernfalls nicht gerade ungefährlich sein können.

Für: 2 Personen
Vor- und Zubereitungszeit: 20 Min.
Schwierigkeitsgrad: normal

Zutaten:

- • 350 g Kichererbsen getrocknet
- • 1 Teelöffel Koriandersamen
- • 1 Teelöffel Kreuzkümmel
- • 1 Handvoll Koriander frisch
- • 1 Handvoll Petersilie glatte
- • 1 große Zwiebel
- • Pflanzenöl zum frittieren
- • Wasser zum Einweichen
- • Salz & Pfeffer

Zubereitung:

1. Die Kichererbsen werden über Nacht für mindestens 12 Stunden in reichlich Wasser eingeweicht. Das Wasser mehrfach wechseln und danach wegschütten. Dabei sollte der Wasserspiegel mindestens 5-6 cm über den Kichererbsen stehen, da diese sehr viel von dem Wasser über Nacht aufsaugen.
2. Am nächsten Tag könnt ihr das Wasser abschütten und die Kichererbsen in eine Küchenmaschine mit Rotationsmesser geben. Im Notfall geht es auch mit einem guten Stabmixer und einem hohen Gefäß.
3. Die Koriandersamen und der Kreuzkümmel werden in einer Pfanne ohne Fett für wenige Minuten angeröstet und danach in einem Mörser zerkleinert.
4. Gebt jetzt alle Zutaten in die Küchenmaschine zu den Kichererbsen und zerkleinert alles, sodass eine homogene Masse entsteht. Jetzt noch mit Salz und Pfeffer abschmecken.

5. Gebt jetzt das Pflanzenfett entweder in einen Topf, oder verwendet direkt eine Fritteuse. Das Öl sollte richtig heiß sein. Am besten haltet ihr ein Holzstäbchen, oder einen Holzlöffel in das heiße Öl. Sobald Bläschen aufsteigen, ist das Öl heiß genug. Die Falafel sollten mindestens zur Hälfte mit Öl bedeckt sein, sodass man sie nur einmal wenden muss. Idealerweise schwimmt aber direkt das ganze Bällchen in Öl. Alternativ kann man die Falafel auch einfach von allen Seiten in einer Pfanne braten. Dazu benötigt man dann weniger Öl, aber das Ergebnis ist auch nicht ganz so lecker und knusprig.

6. Mit der Hand könnt ihr jetzt Falafel in beliebiger Größe formen und diese von allen Seiten goldbraun und knusprig ausbacken. Orientiert euch optisch an dem Beitragsbild. Umso kleiner die Bällchen, desto schnell werden die Falafel natürlich gar. Falls die Masse nicht gut bindet, dann gebt etwas Kichererbsenmehl hinzu.

Buchweizen Wraps

Ein leckerer Wrap mit viel frischem Gemüse. Eignet sich ideal als Mahlzeit im Büro. Natürlich könnt ihr die Wraps auch anderweitig füllen und eurem persönlichen Geschmack anpassen.

Für: 2 Personen
Vor- und Zubereitungszeit: 30 Min.
Schwierigkeitsgrad: normal

Zutaten:

- • 150 g Buchweizenmehl
- • 250 ml Wasser
- • 1 Teelöffel Kurkuma
- • 1 Prise Salz
- • 1 Dose Kichererbsen 240 g
- • 2 1/2 Esslöffel vegane Mayonnaise
- • 1 Handvoll Sprossen z.B. Alfalfa
- • 1 Handvoll Salat Blattsalat oder z.B. Rucola
- • 1 große Tomate
- • 1 reife Avocado
- • Chilipulver nach Geschmack
- • Tamari

Zubereitung:

1. Das Buchweizenmehl mit dem Wasser in einer Schüssel vermengen. Etwas Salz und Kurkuma dazugeben. Danach für ungefähr 10 Minuten stehen lassen.
2. In der Zwischenzeit die Kichererbsen abgießen und in eine Schüssel geben. Mit einer Gabel grob zerdrücken, aber nicht zu fein. Mit Mayonnaise, Tamari und Chilipulver abschmecken. Bei der Tamari könnt ihr ruhig großzügiger sein, da die restlichen Zutaten kein Salz abbekommen.

3. Reichlich Öl in einer beschichteten Pfanne erhitzen. Danach etwas von dem Teig in die Pfanne geben und gut verteilen, sodass ihr möglichst dünne Wraps bekommt. Dazu einfach die Pfanne vom Herd nehmen und im Kreis drehen. Auf diese Weile verteilt sich der Teig bis in alle Ecken.

4. Die Wraps werden jetzt nur kurz von beiden Seiten ausgebacken. Das dauert in etwa 1-2 Minuten pro Seite.

5. Danach herausnehmen und mit etwas Küchenpapier vom überschüssigen Fett entfernen. Zur Seite stellen und etwas abkühlen lassen.

6. In der Mitte des Wraps ca. 2 Esslöffel von den Kichererbsen verteilen. Die Tomate in Scheiben schneiden, die Avocado halbieren und Spalten herauslösen. Danach etwas Tomate, Salat, Avocado und ein paar Sprossen darauf verteilen. Den Wrap jetzt vorsichtig aufrollen und in der Mitte die linke & rechte Seite einschlagen und dann weiter rollen. Danach zur Seite stellen und kurz ruhen lassen. Nach wenigen Minuten kann man den Wrap dann auch in der Mitte mit einem Messer halbieren, oder einfach so essen.

Chicorée Gebraten mit Kressesoße

*Eines meiner Lieblingsgerichte. Die Kombination ist recht außerge-
wöhnlich und schmeckt hervorragend. Die Süße der Cranberries und
die würzige Kresse passen toll zu den Bitterstoffen im Chicorée. Mandelsahne bekommt ihr in vielen Biomärkten. Alternativ könnt ihr
auch Reis- oder Sojasahne verwenden.*

Für: 2 Personen
Vor- und Zubereitungszeit: 20 Min.
Schwierigkeitsgrad: normal

Zutaten:

- 2 Köpfe Chicorée
- 200 ml Mandelsahne
- 1 Päckchen Kresse
- 2 Esslöffel Senf
- 100 g Quinoa
- 2 Handvoll Cranberries
- 1 mittelgroße Zwiebel
- 1 Esslöffel Zitronensaft
- Salz und Pfeffer

Zubereitung:

1. Den Quinoa waschen und nach Anleitung auf der Verpa-
   ckung garen.
2. Den Chicorée waschen und das Ende mit der Wurzel entfernen. Jetzt halbiert ihr den Chicorée und entfernt den Strunk
   am besten noch einmal keilförmig, da dieser sehr bitter ist.
3. Etwas Pflanzenöl in einer Pfanne erhitzen und den Chicorée
   für 2 Minuten von beiden Seiten anbraten.
4. Eine Zwiebel schälen, würfeln und bei mittlerer Hitze mit
   etwas Öl in einer Pfanne glasig anschwitzen.
5. Mandelsahne, Zitrone und Senf einrühren und für 2-3 Minuten köcheln lassen.

6. Die Kresse waschen, abschneiden und in die Soße rühren. Dann vom Herd nehmen. Mit Salz und Pfeffer abschmecken.
7. Die Cranberries mit dem Quinoa vermengen.
8. Chicorée und Quinoa auf einem Teller anrichten.
9. Die Soße hinzugeben und den Chicorée servieren.

Quinoa mit Grünkohl und Pilzen

Schnell, gesund und lecker. So wünscht man sich doch eigentlich das Essen nach einem anstrengenden Arbeitstag. Diese Kombination von Quinoa, Grünkohl und Pilzen eignet sich dafür hervorragend.

Für: 2 Personen
Vor- und Zubereitungszeit: 20 Min.
Schwierigkeitsgrad: normal

Zutaten:

- 100 g Quinoa
- 120 g Grünkohl
- 100 g Champignons
- 1/2 Chili
- Salz
- Zitronensaft
- 1 kleine Zwiebel
- 1 kleine Knoblauchzehe

Zubereitung:

7. Den Quinoa waschen und nach Packungsbeilage zubereiten. Danach zur Seite stellen.
8. Zwiebel und Knoblauch schälen, fein hacken und für 3 Minuten in etwas Öl bei mittlerer Hitze andünsten.
9. Den Strunk vom Grünkohl entfernen, die Blätter waschen und in Streifen, die Pilze in Scheiben schneiden. Die Chili in Ringe schneiden und alles mit in die Pfanne geben. Für 5-6 Minuten braten und schon zu Beginn leicht salzen.
10. Den Quinoa in die Pfanne geben, alles vermengen und mit Salz abschmecken. In einer Schale anrichten und mit frischem Zitronensaft beträufeln.

Gebackene Süßkartoffel mit Rote Bete

Die Kombination mag zunächst irritieren, aber ich verspreche euch, dass es geschmacklich sehr gut passt. Die Mandelsahne könnt ihr fertig im Biomarkt erwerben. Alternativ könnt ihr auch ein paar Mandeln über Nacht in Wasser einweichen.

Für: 2 Personen
Vor- und Zubereitungszeit: 50 Min.
Schwierigkeitsgrad: normal

Zutaten:

- 2 große Süßkartoffel
- 1 mittelgroße Möhre
- 1 große Rote Bete
- 1 Knoblauchzehe
- 200 ml Mandelsahne
- 2-3 Esslöffel Schnittlauch
- Salz und Pfeffer

Zubereitung:

1. Die Süßkartoffel für ca. 45 Minuten auf mittlerer Schiene im bei 180 Grad und Umluft vorgeheizten Backofen backen. Rote Bete und Möhre schälen und in sehr, sehr kleine Würfel schneiden, damit unser Gemüse nach der angegebenen Garzeit auch wirklich durch ist.
2. In der Zwischenzeit etwas Öl in einer Pfanne erhitzen. Rote Bete und die gewürfelte Möhre darin für 8-10 Minuten bei mittlerer Hitze anbraten. 1 Minute vor Schluss den Knoblauch hinzugeben. Vorher würde dieser anbrennen. Dann mit der Mandelsahne ablöschen und für 2-3 Minuten köcheln lassen. Den Schnittlauch hinzugeben, umrühren und zur Seite stellen. Falls es droht anzubrennen und das Gemüse noch zu hart ist, dann gebt ein wenig Wasser hinzu.

3. Die Süßkartoffel aus dem Backofen nehmen und auf einem Teller anrichten. In der Mitte einschneiden und das Gemüse mit der Soße hinzugeben. Schließlich noch mit ein wenig Schnittlauch dekorieren und servieren.

Wildreispfanne mit Champignons

Wer keine Kokosflocken möchte, lässt diese einfach weg.

Für: 4 Personen
Vor- und Zubereitungszeit: 25 Min.
Schwierigkeitsgrad: normal

Zutaten:

- 1 Tasse Wildreis (ca. 175g)
- 2 Paprika (rot + gelb), in Streifen
- 150g frische Champignons, geschnitten
- 4 Knoblauchzehen, gehackt
- 1 mittlere Zwiebel, gehackt
- 2 Tomaten, in Streifen
- 3 EL kaltgepresstes Olivenöl Extra Nativ
- 50g Kokosraspeln
- 1/2 TL Chiliflocken
- 1/2 TL Oregano
- Meersalz & Pfeffer

Zubereitung:

1. Den Reis nach Anleitung kochen. In einer Pfanne mit Olivenöl Zwiebeln und Knoblauch andünsten bis die Zwiebeln glasig sind. Champignons, Paprika und Tomaten hinzugeben und 4-5 Minuten auf mittlerer Hitze weiter dünsten, dabei immer wieder wenden.
2. Wenn der Reis fertig ist, diesen in die Panne geben und die Kokosraspeln hinzufügen. Noch 5 Minuten auf kleiner Flamme erhitzen, und mit Chili, Pfeffer und Salz abschmecken.

Dorade mit Schmorgemüse

Bei Meer denkt man an Fisch und bei diesen Kräutern und Gemüsen an das Mittelmeer.
Für: 3 Personen
Vor- und Zubereitungszeit: 25 Min.
Schwierigkeitsgrad: normal

Zutaten:

- 500g Doraden-Filet
- 200g Aubergine, gewürfelt
- 2 Karotten, in halben Scheiben
- 2 mittlere Zwiebeln, grob gewürfelt
- 4 EL Olivenöl
- 2 mittlere Kartoffeln, gewürfelt
- 6 Knoblauchzehen, grob gehackt
- 2 EL frische Petersilie, gehackt
- Saft einer halben Zitrone
- ¾ EL Meersalz & frischer Pfeffer
- 1 TL Kräutermischung (z.B. Majoran, Thymian, Rosmarin, Oregano)

Zubereitung:

1. Backofen auf 200 Grad Umluft vorheizen. Fischfilets gründlich waschen und trockentupfen und auf einer großen Folie Alupapier auslegen. Fisch mit Olivenöl und Zitronensaft von allen Seiten beträufeln, und mit Salz und Pfeffer würzen.
2. Nun alles Gemüse in eine Schüssel geben, und mit etwas Öl, Salz & Pfeffer, Petersilie und Kräutermischung mit den Händen vermengen. Gemüse um den Fisch herum verteilen, Alufolie gut verschließen, und ca. 30 Minuten im Ofen backen.

Perfekt eingelegte Pfannen-Shrimps

Genießen Sie diese herrlichen Shrimps mit frischem glutenfreiem Brot.

Für: 3 Personen
Vor- und Zubereitungszeit: 15 Min.
Schwierigkeitsgrad: normal

Zutaten:

- 1kg Shrimps (geschält und abgetropft)
- 200ml Olivenöl
- Saft von 1 Zitrone
- 1 TL Chiliflocken
- 2 TL Oregano
- 1 TL Salz
- 1 TL frischer schwarzer Pfeffer
- 4 Knoblauchzehen, gepresst
- 1 EL Tomatenmark (glutenfrei)
- 2 EL frische Petersilie, gehackt

Zubereitung:

1. Machen Sie eine Marinade aus allen Zutaten, gut verrühren. Darin legen Sie die Shrimps mindestens 4 Stunden ein.
2. Erhitzen Sie eine Pfanne auf mittlerer Flamme, geben 3-4 EL von der Marinade hinein, und braten die Shrimps auf jeder Seite ca. 2-3 Minuten bis rosa-golden in Farbe. Heiß servieren.

Gefüllte Paprikahälften

*Man könnte noch etwas Parmesankäse in die Hackfleischmischung
einarbeiten*

Für: 4 Personen
Vor- und Zubereitungszeit: 60 Min.
Schwierigkeitsgrad: normal

Zutaten:

- 300g Rinderhackfleisch
- 4 grüne Paprika, halbiert
- 50g Langkornreis
- 150ml Wasser
- 300g pürierte Tomaten
- 2 TL Worcestersauce (oder BBQ-Sauce)
- 1/2 TL Zwiebelpulver
- 1/2 TL Knoblauchpulver
- 1 TL Kräuter der Provence
- Salz & Pfeffer

Zubereitung:

1. Den Ofen auf 180 Grad vorheizen. Den Reis mit dem Wasser weich
   kochen, in der Zwischenzeit in einer Pfanne mit etwas Öl das Hackfleisch anbraten, dann zur Seite stellen.
2. Paprikahälften aushöhlen und in einer Backform mit der Öffnung nach
   oben auslegen. In einer Schüssel Fleisch, Reis, die Hälfte des Tomaten-
   pürees und Worcestersauce vermischen und mit den Pulvern und Salz
   & Pfeffer würzen.
3. Die Mischung in allen Paprikahälften verteilen. Restliches Tomatenpüree mit den Kräutern verrühren und über den Hälften verteilen. Im
   Backofen 45 Minuten backen, und alle 10-15 Minuten mit einem Löffel
   etwas Sauce aufnehmen und auf den Hälften verteilen.

Fernost Quinoa & Kidney-Bohnen

Wer Fleisch mag, kann ein wenig angebratenes Hackfleisch untermischen.

Für: 3 Personen
Vor- und Zubereitungszeit: 30 Min.
Schwierigkeitsgrad: normal

Zutaten:

- 150g Quinoa
- 400g Kidneybohnen, gewaschen und abgetropft
- 200g Maiskörner
- 450ml Gemüsebrühe (glutenfrei)
- 1 TL Paprikapulver
- 1/2 TL Kreuzkümmel, gemahlen
- 2 EL Olivenöl
- 3 Knoblauchzehen, fein gehackt
- 1 mittlere Zwiebel, gewürfelt
- 1/4 TL Cayennepfeffer
- 1 TL Zitronensaft
- Salz & Pfeffer

Zubereitung:

1. Das Öl in einer Pfanne auf mittlerer Flamme erhitzen und darin Zwiebel und Knoblauch glasig dünsten.
2. Quinoa und Gemüsebrühe hinzugeben (auf hohe Flamme stellen) und mit Salz & Pfeffer, Kreuzkümmel, Zitrone, Paprika und Cayenne würzen. Kurz aufkochen und dann auf kleiner Flamme zugedeckt 20 Minuten köcheln lassen, immer mal wieder umrühren.
3. Kidneybohnen und Maiskörner dazugeben, 5 Minuten kochen und servieren.

Glutenfreie Pizza

Kann heiß oder am nächsten Tag kalt gegessen werden. Belegen Sie die Pizza noch zusätzlich mit Jalapeños und/oder Champignons.

Für: 4 Personen
Vor- und Zubereitungszeit: 25 Min.
Schwierigkeitsgrad: normal

Zutaten:

- 600g Rinderhackfleisch
- 1 großes Ei
- 1 TL Salz + 1 TL frischer Pfeffer
- 2 TL Oregano
- 1 TL Chiliflocken
- 250g Mozzarella, in Flocken
- 25g Parmesankäse, gerieben
- 175g pürierte Tomaten

Zubereitung:

1. Den Ofen auf 220 Grad vorheizen. In einer Schüssel Hackfleisch, Ei, Parmesan, Salz und Pfeffer gut verkneten.
2. Die Hackfleischmasse als Boden verwenden und in einer 30x40cm-Backform auslegen inklusive Rand. Im Ofen ca. 10 Minuten bräunlich backen, herausnehmen und Fett abtropfen lassen.
3. Tomatensauce, Oregano und Chiliflocken vermischen und mit Salz & Pfeffer abschmecken. Die Hälfte des Mozzarellas auf dem Hackfleischboden auslegen, dann Tomatenpüree darüber geben, gefolgt von der anderen Hälfte des Käses.
4. Im Ofen backen bis der Käse goldbraun wird.

Glutenfreier Pizza/Blumenkohl-Teig

Verwenden Sie diesen "Teig" als Boden für Ihre Lieblings-Pizzazutaten

Für: 2 Personen
Vor- und Zubereitungszeit: 25 Min.
Schwierigkeitsgrad: normal

Zutaten:

- 1 Blumenkohlkopf
- 2 Eier
- 125g Parmesankäse, gerieben
- 1 TL Knoblauchpulver
- 2 TL Petersilie, gehackt
- Salz & Pfeffer

Zubereitung:

1. Den Blumenkohl zu groben Röschen zerkleinern und weich kochen. Im Mixer pürieren bis sich ein grober Brei ergibt. In ein Sieb geben und sehr gut abtropfen lassen, so dass möglichst alles Wasser entweicht. Im Kühlschrank kalt stellen (20 Minuten).
2. Ofen auf 200 Grad vorheizen. In einer Schüssel Blumenkohl mit den restlichen Zutaten gut verkneten.
3. Teig auf einem Backblech zum gewünschten Pizzaboden ausformen und ca. 15 Minuten im Ofen backen. Herausnehmen und mit Pizzabelag belegen.

Herzhafter Gemüse-Rind-Eintopf

Auch Bohnenkraut anstatt des Oregano passt hervorragend zu dem Eintopf, sowie Stangenbohnen.

Für: 6 Personen
Vor- und Zubereitungszeit: 90 Min.
Schwierigkeitsgrad: normal

Zutaten:

- 1,5 Liter Wasser
- 500g Rindfleisch, klein gewürfelt
- 2 rote Paprika, gewürfelt oder in Streifen
- 1kg Kartoffeln, gewürfelt
- 350g Karotten, in Scheiben
- 200g Champignons, in Scheiben
- 150g Butter
- 5-6 glutenfreie Brühwürfel (Rind-, Hühner- oder Gemüse)
- 2 mittlere Zwiebeln, gewürfelt
- 4 Knoblauchzehen, fein gehackt
- 1 TL Paprikapulver
- 1/2 TL Cayennepfeffer
- 1 TL Thymian
- 1/2 TL Oregano
- Salz & Pfeffer

Zubereitung:

1. In einer großen Pfanne auf mittlerer Hitze in der Butter Paprika, Zwiebel, Knoblauch, Karotten und Champignons köcheln bis Zwiebeln glasig sind. Anschließend Gewürze und Fleisch hinzugeben, die Pfanne abdecken und auf kleiner Flamme kochen bis das Gemüse weich und das Fleisch durch (immer mal wieder umrühren, ca. 30 Minuten).
2. In der Zwischenzeit das Wasser mit den Brühwürfeln in einem Topf vermischen, zum Kochen bringen und darin die Kartoffeln weich kochen.

3. In einem großen Eintopf-Behälter Topf- und Pfanneninhalt zusam-
   menbringen, und noch einmal auf kleiner Flamme mindestens 30 Minuten zugedeckt köcheln lassen. Abschmecken und servieren.

Quiche Lorraine

Experimentieren Sie mit anderen Kräutern, z.B. Petersilie, Schnittlauch oder Frühlingszwiebeln.

Für: 6 Personen
Vor- und Zubereitungszeit: 45 Min.
Schwierigkeitsgrad: normal

Zutaten:

Füllung:
- 200ml süße Sahne
- 6 Eier
- 2/3 TL Salz
- 2/3 TL Kräuter der Provence
- 3 EL Schinkenwürfel
- 1 mittlere Zwiebel, gewürfelt
- 200g würziger Käse, gerieben (z.B. Bergkäse, Greyerzer)
- Pfeffer und 1 Prise Muskat
Kruste:
- 200g Mandelmehl
- 100g Butter, sehr weich
- 1 TL Knoblauch, fein gehackt
- Salz & Pfeffer nach Belieben

Zubereitung:

1. Den Ofen auf 180 Grad vorheizen. Die Zutaten für die Kruste mit den Händen zu einem Teig kneten und dann in eine eingefettete 25-cm-Kuchenform drücken, inklusive Rand. 10-15 Minuten im Ofen backen bis angebräunt, dann herausnehmen.
2. Zwischenzeitlich Schinken und Zwiebeln mit etwas Butter anbraten und zur Seite stellen. In einer Schüssel Sahne, Eier und Gewürze gut miteinander vermischen, danach Schinken-Zwiebeln unterheben.
3. Käse auf dem Kuchenboden verteilen und anschließend Schüsselinhalt einfüllen. Ca. 30 Minuten backen und nach 10 Minuten servieren.

Gefüllte Zucchini-Boote

Geben Sie noch etwas Chiliflocken in die Tomatenmischung!

Für: 2 Personen
Vor- und Zubereitungszeit: 45 Min.
Schwierigkeitsgrad: normal

Zutaten:

- 125g pürierte Tomaten
- 2 große Zucchinis
- 2 Knoblauchzehen, fein gehackt
- 1 Zwiebel, gewürfelt
- 2 EL Olivenöl
- 1 1/2 TL italienische Kräuter
- 75g frische Champignons, in Scheiben
- 100g Fetakäse, zerkrümelt
- 150g Mozzarella
- Salz & Pfeffer

Zubereitung:

1. Die Zucchinis der Länge nach halbieren und mit einem Löffeln das Fleisch herausschaben, so dass sich 4 "Boote" ergeben. Den Backofen auf 180 Grad vorheizen.
2. In einer Pfanne Zwiebeln und Knoblauch glasig dünsten und zur Seite stellen. In einer Schüssel Tomatenpüree, Kräuter, Salz und Pfeffer vermischen, dann Zwiebeln / Knoblauch, Champignons und Fetakrümel unterheben.
3. Zucchini mit etwas Olivenöl von allen Seiten bestreichen. Tomatenmischung in die Boote füllen, Mozzarella darüber verteilen und im Ofen ca. 20 Minuten backen (bis Mozzarella goldbraun und knusprig wird).

Chili Sin Carne

*Wer Fleisch mag einfach etwas Hackfleisch anbraten und unterheben.
Wenn fertig, mit etwas saurer Sahne und geriebenem Käse garnieren.*

Für: 4 Personen
Vor- und Zubereitungszeit: 55 Min.
Schwierigkeitsgrad: normal

Zutaten:

- 800ml Wasser
- 200g Kidneybohnen, getrocknet
- 200g Mais, abgetropft
- 1/2 gelbe Paprika, gewürfelt
- 1/2 rote Paprika, gewürfelt
- 100g Linsen, getrocknet
- 200g Tomatenpüree (kein Mark)
- 2 EL Olivenöl
- 2 TL Paprikapulver
- 1 TL Chiliflocken
- 2 Zwiebeln, gewürfelt
- 4 Knoblauchzehen, fein gewürfelt
- 1 TL Zucker
- 1/2 TL Kreuzkümmel, gemahlen
- Salz & Pfeffer

Zubereitung:

1. Kidneybohnen zusammen mit den Linsen weich kochen.
2. Olivenöl in einer großen Pfanne erhitzen und Knoblauch und Zwiebeln glasig dünsten.
3. Alle restlichen Zutaten in die Pfanne geben, und auf kleiner Flamme ca. 45 Minuten köcheln. Immer mal wieder umrühren und abschmecken.

Ananas-Kokosmilch-Curry

Dazu passt bestens Basmati-Reis!

Für: 4 Personen
Vor- und Zubereitungszeit: 25 Min.
Schwierigkeitsgrad: normal

Zutaten:

- 1 frische Ananas, gewürfelt
- 750ml Kokosnussmilch
- 3 EL Erdnussöl
- 4 Schalotten, in Scheiben
- 2 mittlere Tomaten, gewürfelt
- 1 EL Currypaste (glutenfrei)
- 1 Zimtstange
- 2 Nelken
- ¼ TL Muskat
- 1 EL Kokosnussraspeln
- 1 EL Zitronensaft
- Salz & frischen schwarzen Pfeffer

Zubereitung:

1. Das Öl in einer Pfanne auf mittlerer Flamme erhitzen, Schalotten leicht glasig dünsten (ca. 2-3 Minuten) und dann die Currypaste weitere 2 Minuten einrühren. Anschließend Kokosnussmilch hineingießen, und unter Rühren zum Kochen bringen.
2. Auf kleine Flamme stellen, und Ananas, Zimt, Nelken, Kokosnussraspeln, Tomaten, Muskat und Zitronensaft einrühren. Zugedeckt etwa 8-10 Minuten köcheln lassen, immer wieder mal umrühren. Mit Salz & Pfeffer abschmecken.

Brot, Snacks & Beilagen

Pikant gefüllter Tomaten-Snack

Füllen können sie diesen Snack mit allem möglichen, was ihr Kühl-schrank hergibt. Probieren sie doch Schinken, Champignons und Kä-se.

Für: 12 Personen
Vor- und Zubereitungszeit: 10 Min.
Schwierigkeitsgrad: normal

Zutaten:

- 6 mittelgroße Tomaten
- 2 Selleriestangen
- ½ kleine Gurke
- 2 Frühlingszwiebeln
- 1 Knoblauchzehe
- 2 TL gehackte Petersilie
- 3 EL Sonnenblumenkerne (ca. 50g)
- 2 TL frischer Zitronensaft
- 2 TL kaltgepresstes extra natives Olivenöl
- 1 Prise Chiliflocken
- Meersalz, Pfeffer zum Abschmecken

Zubereitung:

1. Tomaten halbieren und alle 12 Hälften aushöhlen. Die Hälfte des Fruchtfleisches in eine Schüssel geben, die andere Hälfte wird nicht benötigt. Alle anderen Zutaten in sehr kleine Stücke schneiden und zur dem Fruchtfleisch in die Schüssel geben.
2. Alles gut miteinander vermischen (eventuell Mixer auf kleiner Stufe verwenden), mit Salz und Pfeffer abschmecken und dann die Tomaten mit der Masse füllen.

Cremig-Käsiger Knoblauch-Kartoffelbrei

Je nach persönlicher Präferenz etwas mehr oder weniger Milch unter den Brei heben.

Für: 2 Personen
Vor- und Zubereitungszeit: 30 Min.
Schwierigkeitsgrad: normal

Zutaten:

- 8 mittlere mehlige Kartoffeln, gekocht
- 2 EL Olivenöl
- 5-6 Knoblauchzehen
- 2 EL Butter
- 125ml Milch
- 1 EL Parmesankäse, gerieben
- Salz & Pfeffer

Zubereitung:

1. In einer Pfanne das Öl erhitzen (kleine Flamme) und darin die ganzen Knoblauchzehen ca. 10-15 Minuten zugedeckt dünsten, so dass diese bräunlich und weich werden. Zur Seite stellen.
2. Die gekochten Kartoffeln mit einem Kartoffelstampfer klein stampfen, und Milch, Butter und Käse einstampfen bis sich die gewünschte Konsistenz ergibt.
3. Mit einer Gabel die Knoblauchzehen grob zerdrücken und ebenfalls in den Brei einarbeiten (inklusive Olivenöl). Mit Salz und Pfeffer abschmecken und servieren.

Gebackene Hühnchenstreifen

Anstatt Butter können Sie auch 1 geschlagenes Ei verwenden. Dazu passt herrlich ein frischer grüner Salat.

Für: 2 Personen
Vor- und Zubereitungszeit: 40 Min.
Schwierigkeitsgrad: normal

Zutaten:

- 500g Hühnerbrüste, geviertelt
- 1/2 TL Basilikum, getrocknet
- 1/2 TL Thymian, getrocknet
- 1/2 TL fein gemahlener weißer Pfeffer
- 1/2 TL Knoblauchpulver
- 75g Parmesankäse, gerieben
- 75g Butter, sehr weich
- 75g Mandelmehl
- Etwas Salz

Zubereitung:

1. Den Ofen auf 180 Grad vorheizen. Butter sehr weich werden lassen, aber nicht ganz schmelzen.
2. Alle restlichen Zutaten in einer Schüssel vermengen. Hühnchenstreifen in der Butter wenden und danach in der Mehlmischung, bis die Streifen vollständig bedeckt sind.
3. Hühnchen in eine mit Backpapier ausgelegten Backform geben und 20-25 Minuten backen bis goldbraun.

Bananenbrot

Rühren Sie in den Teig Zimt und/oder Vanilleextrakt für ein Geschmacks Erlebnis!

Für: 10 Personen
Vor- und Zubereitungszeit: 60 Min.
Schwierigkeitsgrad: normal

Zutaten:

- 250g glutenfreies Backmehl
- 100g Zucker
- 6 reife Bananen, zerdrückt
- 3 1/2 EL Honig
- 1 1/2 TL Backpulver
- 2/3 TL Salz
- 100g Butter
- 2 Eier

Zubereitung:

1. Den Ofen auf 180 Grad vorheizen. Mehl, Backpulver und Salz in einer Schüssel vermengen. In einer anderen Schüssel Butter, Zucker, Eier, Honig und Bananen verquirlen (evtl. mit dem Mixer).
2. Beide Mischungen nun miteinander verbinden bis sich ein sämiger Teig ergibt. Diesen in eine eingefettete Backform geben und ca. 45 Minuten backen.

Glutenfreies Brot Quick & Easy

Experimentieren Sie anstatt des Tapiokamehls mit Kichererbsen Mehl!

Für: 1 Personen
Vor- und Zubereitungszeit: 120 Min.
Schwierigkeitsgrad: normal

Zutaten:

- 350ml Wasser
- 200g Tapiokamehl
- 150g Hirsemehl
- 150g Reismehl
- 2 Eier
- 50g Zucker
- 6 EL Olivenöl
- 3/4 EL Backpulver
- 1 TL Salz

Zubereitung:

1. Alle Zutaten gut miteinander verquirlen und den Teig zugedeckt an einem warmen Ort 1 Stunde gehen lassen.
2. 15 Minuten vor Ablauf der Stunde den Ofen auf 190 Grad vorheizen. Teig in eine Brotbackform füllen und das Brot ca. 25-30 Minuten goldbraun backen.

Glutenfreie Pfannkuchen (Pancakes)

Wenn Sie kein Buttermilchpulver zur Hand haben, können Sie anstatt diesem und des Wassers auch knapp 400ml Sojamilch verwenden.

Für: 8 Personen
Vor- und Zubereitungszeit: 15 Min.
Schwierigkeitsgrad: normal

Zutaten:

- 125g Reismehl
- 20g Tapiokamehl
- 35g Kartoffelstärke
- 20g Buttermilchpulver
- 6g Backpulver
- 1/2 TL Salz
- 2/3 TL Xanthan
- 1 1/2 Eier
- 3 EL Canola-Öl
- 380ml Wasser
- Süßungsmittel nach Bedarf

Zubereitung:

1. Vermischen Sie in einer Schüssel alle trockenen Zutaten.
2. Rühren Sie Eier, Wasser und Öl hinein, bis sich ein glatter Teig ergibt.
3. Geben Sie etwas Öl in eine Pfanne und backen Sie 8 Pfannkuchen auf beiden Seiten goldbraun aus.

Dorothea Apfelbach

Süsses aus der Backstube

Walnuss-Cashewcreme-Kuchen

Wer es etwas fester mag, stellt den Kuchen anschließend für 1-2 Stunden in den Gefrierschrank. Dort bekommt der Kuchen eine bessere Konsistenz.

Für: 10 Personen
Vor- und Zubereitungszeit: 50 Min. und Wartezeit
Schwierigkeitsgrad: normal

Zutaten:

- 175g Walnüsse
- 225g entsteinte Datteln
- 75g Kokosflocken
- ¾ TL Salz
- 300g Cashewkerne, ungesalzen
- 50ml Wasser
- 100ml Pflanzenöl
- 50ml frischer Zitronensaft
- 3 EL Honig
- 1 TL Vanilleextrakt

Zubereitung:

1. Zunächst die Cashewkerne ca. 3 Stunden in Wasser einweichen. Datteln, Walnüsse, Salz und Kokosflocken in einen Mixer geben, bis sich eine krümelige Masse ergibt, die man aber zu einem Klumpen kneten kann – diese wird der Kuchenboden sein. Rollen Sie den "Teig" aus, oder drücken Sie ihn mit den Händen in eine flache Kuchenform. Nun mindestens 30 Minuten in den Eisschrank stellen.
2. In der Zwischenzeit präparieren Sie die Cashewcrème: 50ml des Einweich-Wassers abmessen und in den Mixer geben, den Rest abschütten. Cashewkerne zusammen mit Öl, Zitronensaft, Honig und Vanille ebenfalls in den Mixer geben, und ca. 2 Minuten zu einer cremigen Konsistenz pürieren. Kurz abschmecken. Dann die Crème über dem Kuchenboden gleichmäßig verteilen, und den Kuchen mindestens 1 Stunde ins Gefrierfach stellen.

Glutenfreier Apfelkuchen I

Probieren Sie einmal Kokosnussmehl anstatt des Mandelmehls

Für: 3 Personen
Vor- und Zubereitungszeit: 65 Min.
Schwierigkeitsgrad: normal

Zutaten:

- 4 festkochende Äpfel (z.B. Boskoop oder Golden Delicious)
- 3 Eier
- 60g Walnüsse, gehackt
- 350g weißer Zucker
- 100g Sorghum- oder Hirsemehl
- 100g Mandelmehl
- 40g Reismehl
- 40g Tapiokamehl
- 1 EL Xanthan
- 1 1/2 TL Backpulver
- 1 TL Zimt
- 1/2 TL Salz
- 250ml Pflanzenöl

Zubereitung:

1. Den Ofen auf 180 Grad vorheizen. Äpfel schälen und in kleine Stücke schneiden. Alle trockenen Zutaten (bis auf Zucker) in einer Schüssel vermengen.
2. In einer anderen Schüssel Zucker, Öl und Eier verquirlen, und dann nach und nach die trockene Masse sowie die Äpfel und Walnüsse einrühren bis sich ein glatter Teig ergibt.
3. Teig in eine eingefettete Kuchenform gießen und ca. 50 Minuten backen.

Erdbeerküchlein

Natürlich können Sie auch andere Obstsorten mit diesem Rezept verwenden, z.B. Pfirsich.

Für: 8 Personen
Vor- und Zubereitungszeit: 40 Min.
Schwierigkeitsgrad: normal

Zutaten:

- 650g Erdbeeren, in Scheiben
- 6 EL Pflanzenöl
- 1/2 TL Salz
- 1/2 TL Xanthan
- 1 EL Backpulver
- 125ml süße Sahne, geschlagen
- 125g Zucker
- 175ml Milch
- 150g Reismehl
- 90g Tapiokamehl
- 90g Maisstärke

Zubereitung:

1. Den Ofen auf 220 Grad vorheizen. Die trockenen Zutaten in einer Schüssel vermengen, zur Seite stellen.
2. Öl und Zucker mit einem Schneebesen schaumig schlagen, danach abwechselnd Milch und Mehlmischung einrühren bis sich ein formbarer Teig ergibt.
3. Auf einem mit Backpapier ausgelegten Backblech so viele Küchlein formen wie Sie möchten, und diese dann mindestens 10 Minuten gold backen. Herausnehmen und abkühlen.
4. Später Erdbeeren und Sahne auf den Küchlein verteilen und servieren.

Mandelschnitten wie bei Ikea

Endlich Midsommar! Da darf eins nicht fehlen: frische Mandelschnitten. Und diese schmecken am besten mit diesem Rezept!
Für: 4 Personen
Vor- und Zubereitungszeit: 70 Min.
Schwierigkeitsgrad: normal

Zutaten:

für den Kuchenboden:
- 5 Eiweiß
- 200g Puderzucker
- 350g Mandelmehl (oder fein gemahlene Mandeln)
- 1 TL Backpulver
für den Crème-Belag:
- 5 Eigelb
- 125g weißer Zucker
- 125ml süße Sahne
- 150g Butter

Zubereitung:

1. Rühren Sie in einem Topf auf kleiner Flamme Eigelb und Zucker zusammen, gefolgt von der süßen Sahne, bis die Mischung dicklich geworden ist. Von der Herdplatte nehmen und Butter einrühren, bis diese aufgelöst ist. Frischhaltefolie direkt auf die Crème auflegen über Nacht kaltstellen.
2. Am nächsten Tag Backofen auf 200 Grad vorheizen. In einer Schüssel Eiweiß steif schlagen. In einer separaten Schüssel Mandelmehl, Backpulver und Puderzucker vermengen und dann das Eiweiß vorsichtig unterheben (nicht schlagen).
3. Den Teig in eine eingefettete Backform füllen und im Ofen 1/2 Stunde backen. Dann 2 Stunden in den Kühlschrank stellen. Anschließend mit einem Spatel den Crème-Belag auf dem Kuchenboden verteilen und servieren.

Glutenfreier Apfelkuchen 2

Haselnüsse oder Mandeln passen auch gut in den Kuchenboden.

Für: 5 Personen
Vor- und Zubereitungszeit: 60 Min.
Schwierigkeitsgrad: normal

Zutaten:

- 750g geraspelte Äpfel, z.B. Braeburn
- 100g entsteinte Bio-Datteln (unbehandelt, naturbelassen)
- 100g gemahlene Walnüsse
- 70g Sonnenblumenkerne
- 2 TL Zimt
- 100ml frisch gepresster Apfelsaft
- 40g Kokosraspeln
- 70g Rosinen
- 1 EL Zitronensaft

Zubereitung:

1. Datteln und die Sonnenblumenkerne für 20 Minuten in Wasser einlegen. Dann die abgetropften Datteln und Sonnenblumenkerne, 30g der Kokosraspeln sowie die gemahlenen Walnüsse in einen Mixer geben und alles zu einer Masse verarbeiten. Anschließend den Teig nochmals mit den Händen gut durchkneten.
2. Den Teig in eine Kuchenform (z.B 25x25cm) drücken und auf dem Boden sowie 2-3cm des Randes gut verteilen. Beiseite stellen. Die Äpfel schälen, entkernen, anschließend raspeln und in eine große Schüssel geben.
3. Zimt, Apfelsaft, Zitronensaft sowie die Rosinen miteinander vermischen und dann über die Äpfel geben. Erneut alles gut vermischen. Anschließend die Apfelmasse auf dem Kuchenboden verteilen und mit den restlichen Kokosraspeln garnieren. Für mindestens 2 Stunden in den Kühlschrank stellen.

Glutenfreie Muffins

Geben Sie noch Nuss- und/oder Schokoladenstückchen in die Teigmischung.

Für: 4 Personen
Vor- und Zubereitungszeit: 50 Min.
Schwierigkeitsgrad: normal

Zutaten:

- 125g Reismehl
- 50g Tapiokamehl
- 2 Eier
- 1/2 TL Salz
- 2 TL Backpulver
- 1/2 TL Xanthan
- 125g weißer Zucker
- 75g Sahnefrischkäse
- 125ml Milch
- 5ml Vanilleextrakt

Zubereitung:

1. Den Ofen auf 180 Grad vorheizen.
2. Reismehl, Tapiokamehl, Salz, Backpulver und Xanthan vermischen.
3. Eier, Zucker und Frischkäse schaumig schlagen und hierzu Mehlmischung, Milch und Vanille hinzugeben. Gut umrühren und in Muffinformen füllen.
4. Im Ofen ca. 25-30 Minuten backen und abkühlen lassen.

Schokoladentraum

Verwenden Sie anstatt Wasser frisch gebrühten Espresso, herrlich!

Für: 5 Personen
Vor- und Zubereitungszeit: 65 Min.
Schwierigkeitsgrad: normal

Zutaten:

- 500g Zartbitterschokolade
- 225g Butter
- 120ml Wasser
- 2/3 TL Salz
- 6 Eier
- 150g weißer Zucker

Zubereitung:

1. Den Ofen auf 150 Grad vorheizen und eine Kuchenform mit einem Durchmesser von ca. 25cm einfetten.
2. In einem Topf erwärmen Sie vorsichtig Wasser, Salz und Zucker, bis sich alles komplett aufgelöst hat. Zur Seite stellen aber warm halten.
3. Die Schokolade schmelzen (Mikrowelle oder Wasserbad) und in einen Mixer geben. Butter in Stücke schneiden und stückchenweise zur Schokolade mixen.
4. Das warme Wassergemisch hineinmixen, gefolgt von den Eiern, eins nach dem anderen.
5. Den Teig in die Backform geben. Diese Backform in eine größere Backform stellen, und die größere mit Wasser bis zur Hälfte des Randes der kleineren füllen.
6. Den Schokoladentraum im Wasserbad ca. 45 Minuten backen, dann über Nacht in der Form abkühlen.

Erdnussbutter-Kekse

Optional können Sie in den Teig noch vor dem Backen 100g Nüsse Ihrer Wahl hineinrühren.

Für: 5 Personen
Vor- und Zubereitungszeit: 40 Min.
Schwierigkeitsgrad: normal

Zutaten:

- 350g Erdnussbutter
- 270g weißer Zucker
- 3 Eier

Zubereitung:

1. Den Ofen auf 180 Grad vorheizen und das Backblech einfetten.
2. Eier, Erdnussbutter und Zucker gut vermischen und mit einem Esslöffel 20 Stückchen auf dem Blech formen.
3. Ca. 15 Minuten backen bis die Kekse bräunlich geworden sind, dann Blech herausnehmen und Kekse komplett abkühlen lassen.

Überbackener Apfel mit Mandelsplitter

Tipp: man kann unter die Apfelmasse auch Cashewnüsse mischen und etwas Kokosöl hinzufügen!

Für: 4 Personen
Vor- und Zubereitungszeit: 20 Min.
Schwierigkeitsgrad: normal

Zutaten:

- 450g Äpfel zum Kochen
- 2 EL Honig
- 1 großes Ei
- 50ml Sahne
- 25g Butter, weich
- 50g Mandelsplitter

Zubereitung:

1. Heizen Sie den Backofen auf 180 Grad vor. Die Äpfel schälen und entkernen und in grobe Würfel schneiden. In einem Topf mit etwas Wasser (sollte die Apfelstücke gerade bedecken) weich kochen, danach abtropfen lassen. Butter (weich), Honig und Mandelsplitter zu einer Creme vermischen.
2. Das Ei separat zusammen mit der Sahne schaumig schlagen, und dann unter die Creme mischen. In einer Backform die Apfelstücke auslegen und mit einer Gabel etwas plattdrücken. Nun die Creme darüber verteilen, und das Ganze im Ofen ca. 30 Minuten backen.

Glutenfreie Brownies

Geben Sie noch einen Schuss Vanilleextrakt (glutenfrei) in die Mischung

Für: 5 Personen
Vor- und Zubereitungszeit: 60 Min.
Schwierigkeitsgrad: normal

Zutaten:

- 150g glutenfreies Backmehl
- 50g Maisstärke
- 2 Eier (verquirlt)
- 1 TL Backpulver
- 175 g weißer Zucker
- 200g brauner Zucker
- 50g ungesüßtes Kakaopulver
- 150g Butter, geschmolzen

Zubereitung:

1. Den Ofen auf 180 Grad vorheizen und eine flache Backform (ca. 20X30cm) etwas einfetten.
2. Alle Zutaten gut miteinander vermischen – am besten mit einem Rührgerät auf kleiner Stufe für ca. 3 Minuten.
3. Ca. 40 Minuten backen, dann einen Zahnstocher-Test durchführen. Wenn nichts hängen bleibt sind die Brownies fertig.

Schokotorte, no Bake

Auch diese Schokotorte muss nicht gebacken werden. Sie zählt daher zu den rohveganen Süßigkeiten, ist schnell zubereitet und sehr sehr lecker. Die Süße entsteht durch die Beigabe von Datteln und ein bisschen Agavendicksirup. Auf herkömmlichen Haushaltszucker (weißer Industriezucker) wird vollständig verzichtet.

Für: 2 Personen
Vor- und Zubereitungszeit: 20 Min. und Wartezeit
Schwierigkeitsgrad: normal

Zutaten:

Boden:
- 200 g Hirseflocken (oder glutenfreie Haferflocken)
- 100 g Datteln (eingeweicht für mindestens 15 min.)
- Prise Salz
- 50 ml Reismilch

Obere Schicht:
- 100 g Cashewnüsse (eingeweicht für mehrere Stunden, am besten über Nacht)
- 1 Dose Kokosmilch
- 4 EL Agavendicksirup
- 1 EL Limettensaft
- 3 EL Mandelmus
- 3 EL Kakaopulver (Backkakao ungesüßt)
- 3 EL Kokosöl
- 1-2 TL Flohsamenschalen (optional)

Zubereitung:

1. Für den Boden werden die Datteln (ohne Einweichwasser), die Flocken und die Reismilch in einem Mixer vermengt.
2. Fülle die Masse in eine runde Springform (mit Backpapier ausgelegt) und drücke sie mit den Fingern fest.
3. Für die Oberschicht erwärme das Kokosöl, sodass es flüssig wird (im Sommer fällt dieser Teil eher weg, da das Kokosöl ab ca. 25°C eine flüssige Form annimmt), gib einfach alle restlichen Zutaten (das Einweichwasser der Cashewnüsse wird weggeschüttet) in den Mixer.
4. Die nun flüssige Masse kommt auf den Boden, der sich schon in der Springform befindet. Ca. 2 Stunden im Kühlschrank fest werden lassen.

Lebkuchen aus Buchweizen

Der vielleicht gesündeste Lebkuchen der Welt! Und wie der gut schmeckt!!!!! Das Ursprungsrezept ist rohköstlich. Er ist super einfach und schnell zubereitet. Der Buchweizen muss 2-3 Tage vorher angekeimt werden.

Für: 2 Personen
Vor- und Zubereitungszeit: 50 Min.
Schwierigkeitsgrad: normal

Zutaten:

- 220 g gekeimter Buchweizen (2-3 Tage)
- 250 g Datteln
- 2 EL Kakao
- 2 EL Kokosmehl
- 1/2 TL Lebkuchengewürz
- 1/2 TL Kardamomsamen
- 70 g Karotte gerieben
- 2 EL Agavendicksirup
- Schokoglasur:
- 2 EL Kokosöl
- 2 EL Kakao
- 2 EL Agavendicksirup
- 1 EL Mandelmus

Zubereitung:

1. (Vorbereitung: Den Buchweizen in reichlich Wasser für 2 Stunden einweichen und danach 1-2 Tage lang ankeimen lassen. Dazu 2-3x täglich den Buchweizen spülen und in einem Sieb abtropfen und ankeimen lassen. Nach ca. 2 Tagen zeigen sich die Keime. Es klingt komplizierter, als es ist. Genaue Anleitungen findet man dazu im Internet.)
2. Den Backofen vorheizen auf 180 °C.
3. Den angekeimten Buchweizen im Mixer zerkleinern und in eine Schüssel füllen. Die Datteln mit heißem Wasser übergießen und ca. 15 Minuten einweichen lassen. Das Wasser wegschütten, die Datteln ebenfalls im Mixer zerkleinern und zum Buchweizen dazugeben. Mit den restlichen Zutaten vermengen und gleichförmige runde Stückchen formen

(bei mir sind es 20 Stück). Diese auf ein mit Backpapier ausgelegtes Blech legen und für ca. 30 Minuten backen. Danach vollständig auskühlen lassen.
4. Für die Schokoglasur: Alle Zutaten im Wasserbad flüssig werden lassen und die ausgekühlten Lebkuchen damit bedecken.

Schoko-Muffins aus Hirseflocken

Dieser Schoko-Muffin ist durch die Zugabe von Apfelmus sehr fluffig von der Konsistenz her. Die Muffins schmecken pur schon sehr gut, da sie sehr saftig sind und, wenn man sie mit Verzierung mag, kann man zB eine cremige Kokosmilch mit einem Handmixer schaumig rühren und, wie auf dem Bild, zur Garnierung auf den Muffin setzen.

Für: 4 Personen
Vor- und Zubereitungszeit: 40 Min.
Schwierigkeitsgrad: normal

Zutaten:

- 100 g Hirseflocken
- 50 g   Kakao
- 50 g   Erdmandeln
- 1 TL   Backpulver
- Prise   Salz
- 100ml Reismilch
- 110 g   Apfelmus
- 80 g   Agavendicksirup
- 70 g   Kokosöl geschmolzen

Zubereitung:

1. Den Backofen auf 180° vorheizen. Die Hirseflocken im Mixer zerkleinern, die restlichen trockenen Zutaten dazugeben und alles vermischen.
2. Die flüssigen Zutaten vermischen und zu den trockenen geben. In Muffinförmchen füllen und bei 180° ca. 25 min. backen.
3. Entweder so genießen oder mit Kokoscreme oder Kokosjoghurt garnieren.

Rohe Energiekugeln

Eine absolute Energiebombe und schnell hergestellt. Ich verschenke diese Energiekugeln auch gerne mal an Weihnachten an Freunde. Das schaut immer sehr dekorativ aus. Schmeckt am besten mit Medjool Datteln. Es geht aber auch mit herkömmlichen aus dem Supermarkt.

Für: 4 Personen
Vor- und Zubereitungszeit: 10 Min.
Schwierigkeitsgrad: einfach

Zutaten:

- 160 g Datteln getrocknet
- 160 g Nüsse gemischt oder nach Vorliebe
- 10 g Kakaopulver
- Kokosflocken zum ummanteln

Zubereitung:

1. Falls die Datteln noch Steine haben, dann entfernt diese. Gebt die Datteln danach mit den Nüssen und dem Kakaopulver in eine Küchenmaschine mit Rotationsmesser. Gebt den Deckel drauf und zerkleinert alles bei höchster Geschwindigkeit für 1,2 Minuten. Die Masse sollte leicht klebrig sein und sich gut formen lassen. Wahrscheinlich müsst ihr noch 1-2 Esslöffel Leitungswasser hinzugeben. Dadurch wird die Masse besser formbar.
2. Rollt jetzt mit beiden Händen Kugeln aus der Rohmasse und wendet diese in Kokosflocken. Danach sind die Kugeln schon verzehrfertig.

Chia Schokopudding

Chiasamen quellen stark und binden dadurch. Deshalb eignen sie sich ideal zur Herstellung von Pudding. Mittlerweile bekommt man sie relativ günstig im Supermarkt. Zu Beginn musste man dafür noch Mondpreise zahlen, was sich mittlerweile aber entspannt hat.

Für: 2 Personen
Vor- und Zubereitungszeit: 5 Min. plus Wartezeit
Schwierigkeitsgrad: einfach

Zutaten:

- 250 ml Mandeldrink
- 4 Esslöffel Chiasamen
- 3 Esslöffel Kakaopulver
- 4 Esslöffel Zartbitterschokolade geraspelt
- 2 Esslöffel Ahornsirup alternativ Agavendicksaft
- 1 Handvoll Obst optional (z.B. Heidelbeeren)
- 1 Handvoll Mandelstifte optional (geröstet)

Zubereitung:

1. Den Mandeldrink in ein Gefäß geben und mit den Chiasamen und dem Kakaopulver vermengen. Es dürfen keine Klumpen mehr in der Flüssigkeit sein. Ideal eignet sich dafür ein Standmixer.
2. Über Nacht in den Kühlschrank stellen. Am nächsten Tag ist aus der Flüssigkeit ein recht fester Pudding geworden.
3. Jetzt noch einmal gut umrühren. 3 Esslöffel der Schokoraspeln in den Schokopudding rühren. Mit Ahornsirup oder Agavendicksaft abschmecken.
4. Den Chia Schokopudding anrichten. Den Rest der Schokoraspeln oben drauf geben und mit etwas Obst garnieren. Bei Bedarf ein paar Mandelsplitter in einer Pfanne ohne Fett anrösten und den Schokopudding ebenfalls damit garnieren. Das ist aber alles optional und dient eher der Optik und der Abwechslung.

Bananenbrot

Naschen UND dem Körper gute Nährstoffe dabei geben – das geht. Und das alles außerdem ohne großen Aufwand.

Für: 2 Personen
Vor- und Zubereitungszeit: 50 Min.
Schwierigkeitsgrad: normal

Zutaten:

- 100 g Kokosmehl
- 100 g Mandelmehl
- 5 EL Apfelmus
- 4 Bananen
- 1 EL Chiasamen + 3 EL Wasser
- 1 EL Kokosöl
- 8 Datteln
- ½ TL Kardamom

Zubereitung:

1. Chiasamen im Wasser ca. 10 min. quellen lassen. 3 Bananen zerkleinern (1 Banane kommt als Deko zum Schluss oben drauf).
2. Alles vermischen und in eine Kastenform füllen. Ca. 35 min. bei 180°C backen.

Brei mit Granatapfel

Der Brei eignet sich wunderbar zum Frühstück, aber auch als Snack am Nachmittag. An kalten Tagen warm genossen und an warmen Tagen kalt genossen.

Für: 2 Personen
Vor- und Zubereitungszeit: 15 Min.
Schwierigkeitsgrad: normal

Zutaten:

- 1 Tasse Pflanzenmilch (zB Mandel-, Kokos-, Reismilch)
- 2-3EL Polenta (oder Grieß, glutenfrei)
- ½ TL Vanillepulver und Kardamom
- nach Bedarf mit Agavendicksirup süßen
- Granatapfel bzw. Obst nach Belieben

Zubereitung:

1. Die Pflanzenmilch in einem Topf erwärmen, Polenta dazugeben und mit einem Schneebesen umrühren bis es ein schöner Brei wird. Vanillepulver und Kardamom dazugeben, evtl. süßen.

Brotersatz

Glutenfreies Brot ohne Hefe

Schneller kann man kein glutenfreies Brot backen. Im Vergleich zu glutenfreien Produkten aus dem Supermarkt ist die Herstellung zudem recht günstig. Zu Beginn sind die Zutaten zwar etwas teuer, aber sobald ihr sie vorliegen habt, könnt ihr das Brot recht regelmäßig herstellen und spart in Summe. Flohsamenschalen bekommt ihr beispielsweise im Reformhaus, oder in der Apotheke.

Für: 5 Personen
Vor- und Zubereitungszeit: 50 Min. plus Wartezeit
Schwierigkeitsgrad: normal

Zutaten:

- 150 g Buchweizenmehl
- 150 g Kichererbsenmehl
- 150 g Reismehl Vollkorn
- 150 g Sonnenblumenkerne
- 6-700 ml Mineralwasser
- 2 Esslöffel Chiasamen
- 5 Esslöffel Flohsamenschalen gemahlen
- 1-2 Teelöffel Backpulver
- 3 Esslöffel Ahornsirup
- Salz
- Pflanzenöl

Zubereitung:

1. Alle Zutaten (bis auf das Wasser und das Öl) in eine Schüssel geben und miteinander vermengen. Beim Salz ist die Dosierung was schwierig. Ich würde aber auf die Menge zwei gestrichenen Teelöffel empfehlen.
2. Jetzt langsam das Mineralwasser hinzugeben und verrühren, sodass ein Teig entsteht. Ich brauche zumeist genau 600 ml Wasser, aber eventuell benötigt ihr etwas mehr. Wichtig ist, dass die Mehlsorten am Ende alle feucht und nicht mehr trocken sind.
3. Jetzt nehmt ihr eine Kastenform und pinselt sie gut mit Pflanzenöl ein. Ich nutze meist Rapsöl, aber Kokosöl wäre z.B. auch eine gute Idee. Dann gebt ihr den Teig hinein und streicht ihn glatt. Falls das mit ei-

nem Löffel nicht gehen sollte, dann befeuchtet die Hände und macht es damit. Jetzt lasst ihr den Teig für 45 Minuten ruhen, sodass die Flohsamen quellen können.

4. Heizt den Backofen bei 180 Grad Umluft vor. Gebt dann die Kastenform auf mittlerer Schiene hinein und backt das glutenfreie Brot für 20 Minuten.
5. Nehmt das Brot heraus und stürzt es aus der Kastenform.
6. Das vorgebackene Brot gebt ihr jetzt ohne Form noch einmal 20 Minuten in den Backofen und dann seid ihr auch schon fertig.

9 7 9 8 6 6 5 9 3 1 7 0 8